答疑解惑黄褐斑

主　编　徐　佳　杨　岚

编　委　（按姓氏笔画排序）

李伯华　张永皓　姜　希

曹　洋　蔡一歌

U0308789

全国百佳图书出版单位

中国中医药出版社

·北京·

图书在版编目（CIP）数据

答疑解惑黄褐斑 / 徐佳，杨岚主编 . — 北京：中
国中医药出版社，2021.6（2022.10重印）
ISBN 978-7-5132-6773-1

Ⅰ.①答… Ⅱ.①徐… ②杨… Ⅲ.①褐黄病—防治—
问题解答 Ⅳ.① R758.4-44

中国版本图书馆 CIP 数据核字（2021）第 042432 号

中国中医药出版社出版

北京经济技术开发区科创十三街 31 号院二区 8 号楼
邮政编码　100176
传真　010-64405721
保定市西城胶印有限公司印刷
各地新华书店经销

开本 880 × 1230　1/32　印张 4　彩插 0.5　字数 99 千字
2021 年 6 月第 1 版　2022 年 10 月第 2 次印刷
书号　ISBN 978-7-5132-6773-1

定价　29.00 元
网址　www.cptcm.com

服 务 热 线　010-64405510
购 书 热 线　010-89535836
维 权 打 假　010-64405753

微信服务号　zgzyycbs
微商城网址　https://kdt.im/LIdUGr
官 方 微 博　http://e.weibo.com/cptcm
天猫旗舰店网址　https://zgzyycbs.tmall.com

如有印装质量问题请与本社出版部联系（010-64405510）

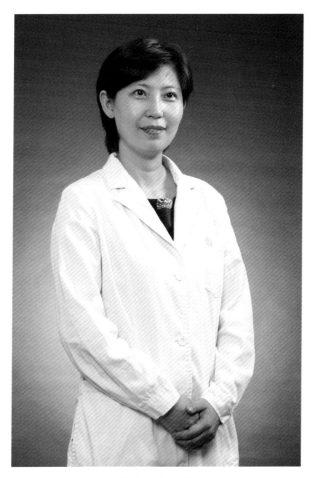

主编 徐 往

徐佳主任医师

徐佳，女，毕业于北京中医药大学，首都医科大学附属北京中医医院皮肤科主任医师、副教授，硕士生导师。首届青年岐黄学者。第六批全国老中医药专家学术经验继承人，师承全国名中医陈彤云教授，传承燕京赵氏皮肤科学术流派。

现为首都医科大学附属北京中医医院重点专科办公室主任，北京中医医院怀柔医院副院长兼皮肤科主任。兼任中华中医药学会中医美容分会青年委员会副主任委员、北京医师协会医疗美容专科医师分会常务理事、真实世界研究专业委员会常务委员、中国整形美容协会理事、中国医疗保健国际交流促进会中医分会委员、中国中医药信息研究会中西医结合皮肤病分会理事、中华中医药学会学术流派传承分会委员、北京中医药学会师承分会委员、北京中西医结合学美容分会委员、北京中医药学会医疗美容分会委员等职。中华中医药杂志、中国美容医学杂志审稿专家。

主持或参与国家级、省部、局级课题10项。在核心期刊上发表论文近30篇。论著主编2部，参编7部。参加编写共识3项。

专业研究方向：银屑病、黄褐斑、湿疹、特应性皮炎、痤疮、结节性痒疹、荨麻疹、医学美容等。

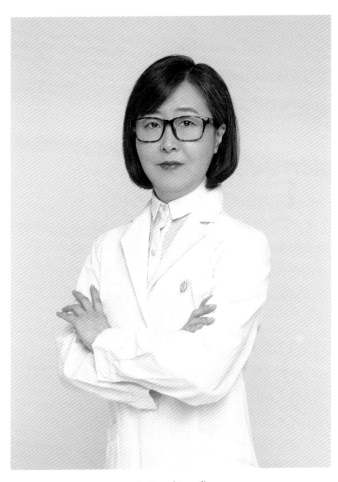

主编 杨 岚

杨岚主任医师

杨岚，女，医学博士，首都医科大学附属北京中医医院皮肤科主任医师、副教授。全国名中医陈彤云的徒弟。从事中医皮肤科临床、教学、科研工作24年。

现任中华医学会医学美学与美容学分会美容中医学组组长，中华中医药学会中医美容分会委员，北京中医药学会医疗美容专业委员会常务委员、秘书长，北京医师协会医疗美容专科医师分会常务理事，北京医学会医学美学与美容学分会委员，北京中西医结合学会美容医学专业委员会委员，北京中医药学会团体标准专家委员会委员，北京医学会鉴定专家等。

主持及主要参与多项科研课题，参编专著10余部，核心期刊发表学术论文20余篇。

专业特长：痤疮等损容性疾病、过敏性皮肤病、银屑病、血管炎等常见皮肤病的中医、中西医结合治疗和损容性疾病的激光治疗。

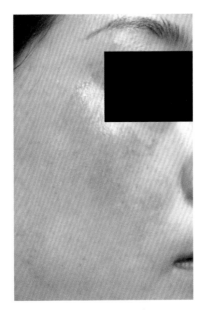

图 1-1 肝郁气滞型黄褐斑

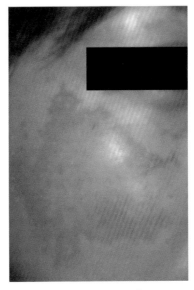

图 1-2 肾阴亏虚型黄褐斑

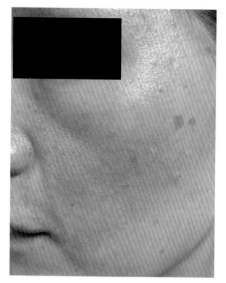

图 1-3 脾肾两虚型黄褐斑

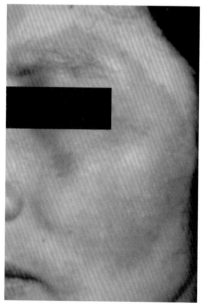

图 1-4 气滞血瘀型黄褐斑

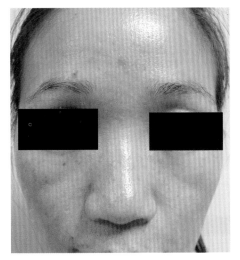

图 1-5　中央型黄褐斑

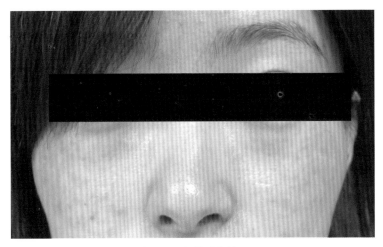

图 1-6　颧骨型黄褐斑

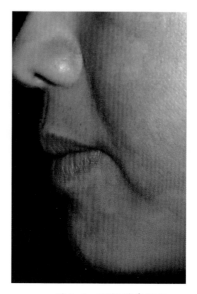

图 1-7　下颌型黄褐斑

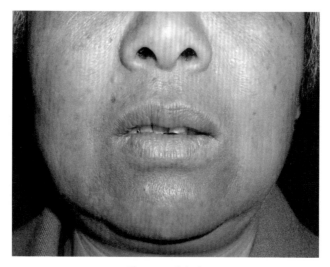

图 2-1　黑变病

前　言

中医称黄褐斑为"肝斑""妊娠斑""黧黑斑""面尘"等，是主要发生在面部的色素增加性皮肤病。患了黄褐斑，就像在脸上蒙了一层尘土一样，影响了患者的容貌，特别是女性患者，还常常有抑郁、焦虑、自卑的心理，更加不利于疾病的康复。这个病的病程比较长，可持续数月至数年，并且容易复发，更加重了患者的心理负担。

本书的宗旨，是引导读者正确认识黄褐斑，并合理预防和规范治疗黄褐斑。黄褐斑的发病原因不清，发病机制较为复杂，但只要我们树立战胜疾病的信心，从日常生活的点滴做起，合理膳食，适量运动，劳逸结合，正确防护，消除各种不良因素和原发疾病的影响，就可以使我们的皮肤状态得到改善，重塑健康靓丽的容颜。

本书分为七个章节，主要内容包括黄褐斑的简要介绍、中西医对黄褐斑的认识、中医辨色和部位辨识的运用、黄褐斑的综合治疗、饮食宜忌、养生调护和临床医案。涵盖内容丰富、语言通俗易懂、中医特色明显，贴近现实生活，是为临床一线皮肤科医生和广大求美者呈现的一部兼具专业性和实用性的著作。

　　由于编者经验和知识水平有限，难免有疏漏与不当之处，敬请广大读者朋友们不吝赐教和指正。

《答疑解惑黄褐斑》编委会

2021 年 1 月

目　录

第六章 黄褐斑的生活调理——答疑解惑话养生

第七章　临床验案解析

第一章 黄褐斑的"前世今生"

——开篇明义释疾病

1. 什么是黄褐斑

黄褐斑，令很多女性头痛，使无数"白领丽人"变成"黄脸婆"。有人认为它与肝有关，故又称之为"肝斑"；有些患者产后多见，故又称之为"妊娠斑"。这种斑，中医古代称之为"黧黑斑""面尘"等，顾名思义，就像脸上蒙了一层尘土一样。黄褐斑是面部色素沉着导致的，表现为色素对称性沉着，就像蝶翅。轻者为淡黄或浅褐色，点片状散布于面颊两侧，以眼部下外侧多见；重者呈深褐色或浅黑色，似面罩般遍布于面部。黄褐斑多发于中青年女性，少数男性也可长斑。这个病没有什么其他自觉症状，病程可持续数月至数年，虽然常见，但并不好治。

2. 中医古籍是如何论述黄褐斑的

传统医学对黄褐斑的论述比较分散，病名不统一。其最早描述为"面色黧黑"，如《难经·二十四难》曰："手少阴气绝，则脉不通，脉不通，则血不流，血不流，则色泽去，故面色黑如黧，此血先死。"《诸病源候论》等称之为"黑皯""面皯"，《备急千金要方》《普济方》等称之为"面尘"，《外科正宗》《外科大成》等称"黧黑斑"。各医家对黄褐斑的命名虽不同，但都体现了其特征为面部皮肤黯晦无光泽，其共同点为颜面部皮肤上有如乌麻或雀卵色斑点，大小不一，小者如粟粒赤豆，大者似莲子、芡实，或长，或斜，或圆，与皮肤相平。

古人认为黄褐斑的病因病机比较复杂，各医家论述各有见地。或责之痰饮渍脏和腠理受风，以致血气不和，不能荣于皮肤，如宋代《女科百问》曰："面黑者，或脏腑有痰饮，或皮肤受风邪，皆令血气不调，致生黑皯。"或责之气血不足，肾阴虚不能制火，以致火燥结成斑黑皯，如明代《外科正宗》曰："黧黑斑者，水亏不能制火，血弱不能华肉，以致火燥结成斑黑，色枯不泽。"或责之肝血不足，如明代《普济方》曰："面尘脱色，是主肝"，清代《张氏医通》曰："面尘脱色，为肝木失荣"。此外，明代《普济方》曰："面上黯，此由凝血在脏，热入血室。"明代《医灯续焰》曰："面尘之属肝胆燥热，面尘之属风湿痰饮，又不独一阳明胃也。"清代《医碥》曰："面黑，有胃阳虚，肾寒侮土，故黑色见于面唇（唇者，脾之华，土不胜水，故黑）。"指出本病还可因凝血在脏，热入血室、肝胆湿热、胃阳虚而引起。

3. 现代医学对黄褐斑的认识

黄褐斑发病机理复杂，主要是由黑色素代谢障碍导致。黑色素在黑色素细胞内由酪氨酸经酪氨酸酶氧化而合成，酪氨酸酶是皮肤黑色素生物合成过程的关键酶、限速酶，它不仅决定黑色素合成的速率，还是黑色素细胞分化成熟的特征性标志，其活性与黑色素合成量密切相关。

黄褐斑的发病原因目前尚不十分清楚。多数学者认为其与内分泌异常、紫外线照射、遗传因素、体内氧自由基平衡失调、皮损区微生物失衡、微量元素含量异常、血液流变学改变、慢性疾病、药物与化妆品及精神因素等有关，具体如下：

内分泌异常：内分泌异常被认为是黄褐斑发病的首要原因。脑垂体、肾上腺、卵巢、睾丸等分泌的激素均可直接作用于黑色素细胞，增加酪氨酸酶和黑色素小体的合成。另外，促肾上腺皮质激素（AcTH）也具有促进色素沉着的作用。女性黄褐斑与其内分泌功能紊乱、下丘脑－垂体－卵巢轴失衡有显著关系。如妊娠时雌激素水平升高，可能是导致黄褐斑的直接原因，口服避孕药、激素替代疗法、肝硬化、妊娠、月经周期紊乱、性生活不协调及精神压抑等因素易造成体内雌激素发生较大变化，也使黑色素形成增加。

紫外线照射：紫外线照射，也就是日晒，被认为是促使黄褐斑加重的最主要因素，其作为一种外源性因素，可刺激黑色素细胞分裂，使照射部位黑色素细胞增殖。

遗传因素：黄褐斑与遗传因素有关，其好发于某些人种或人群，如拉丁美洲的发病率可达到60%～70%，远高于其他地区，同时也有多例家族性黄褐斑的报告。另外，遗传也被认为是男性患黄褐斑的主要因素。

氧自由基平衡失调：氧自由基与皮肤黑色素的形成及色素沉着也有一定关系。当自由基增多时，可使脂类形成脂质过氧化物（LPO），继而分解为丙二醛（MDA），诱发产生色素沉着性皮肤疾病。

皮损区微生物失衡：正常皮肤表面有大量微生物存在，分为常驻菌（如痤疮丙酸杆菌、表皮葡萄球菌）和暂驻菌或共生菌（如棒状杆菌、需氧革兰阴性杆菌及产色素的微球菌）。研究发现，黄褐斑的发病机理与皮损局部微生态失调有关，并且在一定温度范围内，温度越高，活菌数越多，色素颜色越深，这可能是黄褐斑春夏和秋季加深或复发，冬季减轻甚至消失的原因。

微量元素含量异常：锌、铜是人体必需的微量元素，它们不仅在细胞生成中具有重要作用，而且参与机体几乎所有组织中的代谢过程，因此锌离子和铜离子在色素合成过程中可能具有某些重要作用。研究显示，血清铜升高、红细胞锌降低，可能是黄褐斑产生的主要原因。

血液流变学改变：近年来的研究认为，黄褐斑的发生，与血液黏度增加而导致的血液瘀滞、微循环障碍有一定关系。这与中医所讲的气血不和、脉络瘀阻相符合，为临床采用活血化瘀法治疗黄褐斑提供了实验室依据。

慢性疾病：甲状腺激素在人体内最重要的生理功能是促进组织氧化，它可促进酪氨酸酶和黑色素小体的合成，从而使黑色素形成增多。有研究显示，有黄褐斑的妇女，其甲状腺疾病发病率比同年龄组健康妇女高4倍；妊娠或口服避孕药所致的黄褐斑患者中，甲状腺功能异常发生率高达70%；在特发性黄褐斑患者中，甲状腺疾病发生率占39.4%；有自身免疫性甲状腺疾病的倾向者也更易发生黄褐斑。其他一些慢性疾病，如肝脏疾病、慢性酒精中毒、结核、肿瘤以及一些自身免疫性疾病，特别是女性生殖器官疾病如月经不调、痛经、子宫附件炎、不孕症等患者，也常患黄褐斑。这可能与卵巢、脑垂体等内分泌改变，雌激素的灭活障碍，细胞生长因子的释放有关，也可能黄褐斑本身就是自身免疫性疾病的一部分。

药物与化妆品：除长期服用避孕药会引起体内激素水平紊乱，从而造成黄褐斑外，长期应用某些药物，如氯丙嗪、苯妥英钠、安替舒通等也可诱发黄褐斑样皮损。化妆品诱发黄褐斑，可能与化妆品中某些成分，如氧化亚油酸、枸橼酸、水杨酸盐、重金属元素、防腐剂、香料、染料甚至蜂蜡基质有关，尤以劣质化妆品更为有害。

精神因素：很多黄褐斑患者在起病或疾病进展时有过精神创伤，存在不同程度的易怒、抑郁、神经衰弱等。对此有学者认为，不利的精神因素可能是通过下丘脑–垂体系统释放如促黑色素细胞激素（MSH）等相关神经肽而致色素沉着的。此外，副交感神经过度兴奋时可产生很多黑色素促进因子，使皮肤色素加深。黄褐斑皮损本身很少带给患者痛苦或不适，但因生于暴露部位影响容貌而给患者带来一定的心理问题和社会压力，这种不良影响又使皮损进一步发展、加重，导致很多药物治疗奏效甚微。

4. 从中医角度黄褐斑分了哪些类型

我们知道中医是从身体内部来调整的，所以多是从脏腑角度阐述疾病的发病机制，认为本病多因肾气不足，肾水不能上承，或肝郁气结，肝失条达，郁久化热，灼伤阴血致颜面气血失和而发病。本病多与肝、脾、肾三脏有关。情志不畅、肝郁化火，或冲任失调、虚火上炎，或久病成瘀导致气血不能上荣于面，是本病的主要机理。故主要分为四个证型，具体如下：

肝郁气滞证：颜面部黄褐色斑片，边缘较清，多见于面颊及眼周，女性伴月经不调，月经前斑加深，经后则变淡，乳房或胁部作胀，郁闷不舒或烦躁易怒，纳少，小腹胀。舌质淡，苔薄白，脉弦滑。（见图1-1）

肾阴亏虚证：颜面黧黑斑片，状如尘染，伴五心烦热，头晕耳鸣，腰膝酸软，遗精，不孕。舌质红，苔少，脉细数。（见图1-2）

脾肾两虚证：颜面黄褐色或灰褐色斑片，伴神疲乏力，形寒肢冷，腰膝酸冷，腹胀，纳少，或带下清稀。舌体胖，边有齿痕，舌质淡，苔白，脉沉。（见图1-3）

气滞血瘀证：颜面部深褐色斑片，边缘清晰，女性可伴月经量少，有黑块，经前乳房、小腹胀痛，经停或经后诸症渐消。舌质紫暗或有瘀斑，苔薄白，脉弦涩或细涩。（见图1-4）

5. 从西医角度如何分类黄褐斑

西医主要是根据色斑分布的部位来分型的：

（1）中央型：最为常见，皮损累及前额、颊部、鼻部、上唇及下颏。（见图1-5）

（2）颧骨型：色斑主要发于双颊及鼻部。（见图1-6）

（3）下颌型：色斑主要发于下颌部。（见图1-7）

6. 中医古籍记载了哪些祛斑妙方

追古溯源，有着几千年悠久历史的中医皮肤病学、中医美容学对于色素沉着治疗早有认识。浩如烟海的相关医学古籍中，记载了大量具有美白祛斑功效的外用方药。

唐朝时期，随着经济发展，中医美容学也日趋繁盛，这期间以孙思邈的《千金方》为代表。《千金方》不仅全面论述了有关医学方面的各科知识，而且在较多的篇章中阐述了美容概论，并记录了大量的美容方药和方法，将祖国医学理论灵活而妥帖地运用于美容方药的研究和损容性皮肤病的防治上。如千金玉容散，组成有白附子、密陀僧、牡蛎、茯苓、川芎各60克，研为细末，用生乳和之。每晚先用以涂面，并反复摩之，早晨用温水洗去。治面黑、面皱，兼可防治皮肤皲裂。

唐代另一部记载大量美白祛斑、散结除疤外用方药的著作是王焘撰写的《外台秘要》。其认为雀斑、䵟黑斑等面部黑斑常由风邪外搏、火郁经络而致,故从祛风清火入手,以驱散风热、宣泄郁火、消除黑斑。例如"祛斑液"选用羊胆、猪胰、细辛达到消风清热、祛斑润肤之效;《古今录验》苏合煎方"选用苏合香、麝香、白附子、女菀、蜀水花、母丁香、青藤香,诸药配合可疗面黑,令人面白如雪;"文仲面脂方"选用细辛、葳蕤、黄芪、白附子、山药、辛夷、川芎、白芷、瓜蒌、木兰皮、猪脂,诸药合用可收滋润抗皱、悦泽颜色、祛黑增白之效。此外相关外用方还有"广济澡豆方""崔氏澡豆方""崔氏蜡脂方""常用蜡脂方""延年面脂方""白附子膏"等。

《普济方》是中国历史上最大的方剂书籍,它载方多达61739首。公元1406年定稿出书,为明朝皇帝朱橚收集编写。本书收集了大量资料,除了收录明以前各家方书以外,还收集其他方面的材料,如传记、杂志等,内容十分丰富,编得也很详细。其中七白膏,组成为香白芷、白蔹、白术、桃仁各30克,辛夷、白及、冬瓜仁、白附子、细辛各9克,鸡子白1枚。以上药物除鸡子白外,研为细末,以鸡子白调成如指状或弹丸状,阴干,每晚于瓷器内用温水磨汁涂面。该方可润肤增白,令人面部光润不皱。

7. 古代宫廷美颜祛斑的方法

在现存的古代方书中,我们看到一些美颜祛斑的药物,说明人们从很早就开始注重强身健体、美容护肤了。除了运用天然中药以外,还应用针灸、推拿、气功、音乐、运动等多种方法。这些方法都属于自然疗法,是经过历代医家反复验证的。天然的药物包括了动植物和矿物,大多是对人体无害的。针灸推拿也是通过疏通经络气血,调节脏腑功能,增强抵御外邪的能力而达到美容祛斑的目的。

　　在远古至先秦时期，已经记载用米制作成粉，用来敷面，以起到增白的作用。此后又出现将红蓝花捣汁凝成胭脂（古时叫燕支）来修饰肤色。这一时期，药物、针灸、气功、药膳等美容手段已开始应用。秦汉三国到隋唐五代时期，随着社会经济的繁荣，开辟了东西交通的道路，如著名的"丝绸之路"，很多具有美容保健功效的药物被人们所接受，如麝香、琥珀等，人们还佩戴香花、香草以美容悦色。我们所熟知的名医华佗，创造了"五禽戏"，以养生防病，对美容保健起到了极大的影响和促进作用。唐宋明清时期，美容祛斑的药物、方法更为丰富。官方组织修订的很多经典著作中，都记载了美白、黑发、香体、驻颜等方药，以及用玉磨治疗面部瘢痕的方法，这说明中国美容磨削术起步很早。

　　在古代宫廷中，后宫的妃嫔、婢女都会使用美容的药物，如杨贵妃经常使用的护肤品名为"玉红膏"，后人又称"杨太真玉红膏"，是以杏仁（去皮）、滑石、轻粉各等分，龙脑、麝香各少许，鸡蛋清适量，经调制而成。武则天是我国历史上唯一的一位女皇帝，她的美容秘方被收入《新修本草》，名为"天后炼益母草泽面方"，是将益母草全草晒干，捣碎为末，炼成灰使用。每次取益母草灰，加滑石、胭脂，研匀用以揩洗面部，起到驻颜泽面、减少皱纹的作用。清朝慈禧太后也是我国近代史上著名的政治人物，十分讲究养生美容。她经常服用珍珠粉、茯苓饼，外涂鲜桃花、忍冬花制成的"花液"，并配合按摩等方法，达到减少皱纹、白皙皮肤的功效。虽然少数药物目前已不再应用，但大多数天然的药物和养生的方法仍然沿用至今。

8. 激光可以治疗黄褐斑吗

　　激光技术在皮肤科领域的应用已有 30 年以上的历史，在色素性和血管性疾病、脱毛以及浅表肿瘤、皮肤年轻化方面都有一定的作用。随着现代技术的发展，治疗各种疾病所使用的激光器种类繁多，可以治疗多种色素性疾病，如雀斑、老年斑、色素不均等。

但是，激光对于黄褐斑的治疗还存在争议。我们知道，黄褐斑是机体脏腑功能失调、内分泌紊乱等诸多内外因素共同导致的疾病，单纯激光治疗在短时间内可以达到淡化色素的效果，但由于内在问题没有得到有效的缓解，加之患者激光治疗后如果没有严格按照医生的指导进行保湿、防晒等后续皮肤护理工作，病情还是会出现反复。因此在选择激光治疗时，专业的激光医生会告诉您需要特别注意的事项，以及是否适合应用激光治疗。

在整个治疗过程中，配合中医整体的调理，再应用一些淡化色素的中药面膜，往往会取得更好的效果。但是在治疗前还是要经过整体的评估，如对预期效果的要求、后期是否能够严格防晒等，如果平时疏于对皮肤的防护，只想通过激光治疗达到"速效"，那还是不建议您采用激光治疗的方法。

那么激光治疗黄褐斑又有什么利与弊呢？

激光可以说是最近十多年一直很热门的话题，可以说，还会热下去。我们来简单了解一下它。激光主要有传统激光和点阵激光。传统激光的作用原理是选择性光热作用，当激光照射病变部位皮肤时，高能量（光能和热能）被黑色素颗粒选择性吸收，使得黑色素颗粒迅速膨胀、破裂，形成小碎片，然后被体内的吞噬细胞吞噬排出体外，达到治疗目的。点阵激光的作用原理是局灶性光热作用，为选择性光热作用的一个重要拓展和延伸。点阵激光的靶基为组织中的水，当列阵样的微小光束作用于皮肤后，皮肤组织水吸收激光能量，形成多个柱形结构的微小热损伤区，其激发了自身皮肤系列的生化反应，引起损伤表皮的再生及真皮胶原的修复，从而达到修复的目的。点阵激光又可进一步分为非剥脱性和剥脱性点阵激光两大类。非剥脱性激光不气化组织，其对含有水分的表皮和真皮只产生凝固性作用。剥脱性点阵激光对角质层、表皮和真皮均产生气化作用，故治疗后皮肤即时留下列阵排列的开放性微小剥脱区。

激光可以用在很多皮肤疾病的治疗上，而且是有很多经验的。应用激光治疗黄褐斑是安全、有效的，而且治疗的有效率随治疗次数增加而提高。尤其非剥脱性点阵激光，其受损部位微小，周围又包绕着正常的组织，修复时间短，恢复快，治疗相关反应相对轻微，对患者正常工作和学习影响较小。

但并不是说激光治疗绝对安全，任何治疗手段都有相应的副作用。因为激光的光热反应，大多数患者的治疗局部会出现红斑、水肿表现，并伴有灼烧感或疼痛感等，不过此类反应一般为轻中度，患者相对易于忍受，并且在正确的护理下通常持续 1～3 天后可缓解。激光的能量参数越高，这类副作用的症状相对更明显，持续时间更长，并且容易引起炎症后色素沉着或加重黄褐斑，甚至部分人群会出现色素脱失现象。特别需要注意的是，激光治疗价格昂贵，治疗费用不菲，应用治疗时有可能出现反弹，治疗结束后也可以产生复发。对于色斑反弹或复发的患者，不宜再次或多次进行激光治疗，因其可能加重产生炎症后色素沉着的风险。

9. 如何判断是否得了黄褐斑

随着我们年龄的增长，面部的皮肤上开始逐渐出现深浅不一、大小不等的斑点、斑片，使皮肤看起来暗淡、污浊、没有光泽。但不是所有发生在面部的色素斑点都是黄褐斑，青少年时期的雀斑、年长者的老年斑，还有一些疾病导致的皮肤变黑长斑，如黑变病、艾迪生病、炎症后色素沉着，都与黄褐斑没有关系。

黄褐斑发生部位是在两侧颧骨、面颊、鼻背、口唇周围、前额，甚至累及整个面部皮肤，以颧颊、鼻背更为多见。颜色上，有淡黄褐色、褐色、青黑色等，常呈对称性分布。在夏季紫外线较强时，皮疹的颜色更深，而在秋冬季变得稍淡。在情绪不佳、睡眠不好、熬夜后色斑也常常会加深。女性如果伴有月经失调、子宫肌瘤、乳腺增生等情况更易发生黄褐斑。因此有这些情况出现时，您可能患有黄褐斑，需要到专业医疗机构进行评估、诊治。

10. 黄褐斑有男女之别吗

黄褐斑是不是很可怕，不管男女都会中枪？确实，不论男性、女性均有发生黄褐斑的可能，特别是更爱美的女性，其发病比例还远远大于男性。又是什么原因导致广大女性这么"不幸"呢？其实这是由于男性与女性患者引起黄褐斑的致病因素的差异而造成的。在正常女性中，体内激素水平是随着年龄而发生变化的，这种雌激素、孕激素水平的变化就是引发黄褐斑的重要原因。并且，女性频繁大量地使用化妆品，化妆品中某些成分，如氧化亚油酸、重金属、枸橼酸、防腐剂等，可引起黄褐斑的发生。而相比较，男性患病人群受遗传及精神因素的影响则更加明显。

11. 哪个年龄阶段容易患黄褐斑

是不是所有女性都容易得黄褐斑呢？当然不是了，大家可以看看身边，真正患有黄褐斑的毕竟还是少数，但有几个特殊时期的女性朋友还是需要特别注意的。正常女性在青春期、妊娠期及绝经期三个时期，体内激素分泌会发生巨大的变化，这种内分泌水平的变化及失调是目前公认的引发黄褐斑的首要因素，因此处于这几个年龄阶段的女性朋友，患黄褐斑的概率较其他年龄阶段者明显增大。另外，在口服避孕药的妇女中也发现有很大比例者患有黄褐斑，因此，那些暂时没有计划要宝宝的年轻妈妈们，也要多多留意。

而男性的患病者中，60% 以上是处于 20～30 岁的年龄阶段，那又是什么原因造成该年龄阶段成为发病高峰的呢？其实目前医学界也尚无明确定论，但是根据我们分析，由于黄褐斑发病与光照关系有密切相关性，随着光照时间的增加，黄褐斑发病概率也相应增高。据此，我们考虑处于 20～30 岁的年轻男性精力充沛，户外活动较多，暴露在日光下的时间较其他年龄阶段长，所以男性在 20～30 岁的年龄阶段是黄褐斑的发病高峰。故特别提醒广大阳光男孩，运动有益健康，但也不是百利无一害，有时候小小的注意就能避免一些不必要的麻烦。

12. 黄褐斑与季节有关吗

是不是一年四季都有可能患黄褐斑呢？因为黄褐斑发病原因或加重因素与光照有明显关系，所以日光照射充足、光照时间长、光线强度大的季节，如夏季，黄褐斑的患病概率会有所增加。但并不是说只有夏季才会发生黄褐斑，而是说夏季相对其他季节更容易发生黄褐斑，是因为光照的原因。所以各个季节，男女老少，都需要防晒。大家一起来，预防黄褐斑，将防晒进行到底。

13. 黄褐斑容易治愈吗

不管什么疾病，特别是有关面子的事，影响到了美观，都容易让人焦虑万分，那么，如果真的得了黄褐斑，会容易治疗祛除吗？目前黄褐斑的治疗方法很多，中药或西药，外用或系统应用，物理治疗、化学疗法、激光治疗等等，方式方法种类繁多，可以说，正规医院采取的治疗，对大部分患者可以起到一定效果，甚至有些患者可以达到痊愈。但因为黄褐斑影响因素众多，结合患者个体差异考虑，很难保证每个人都取得十分满意的治疗效果，甚至个别人在治疗期间也可出现原有病情加重的情况。因此，很难保证黄褐斑一定治愈，并且不再复发。但是在医生的正确指导下积极配合治疗，大多数患者还是可以取得满意疗效的。所以，朋友们还是要有信心的，不要轻言放弃。需要特别注意的是，切勿盲目听信虚假、夸大的宣传广告，以免上当受骗，造成经济方面的损失，甚至因治疗不当造成损伤正常皮肤，引起病情加重。所以请大家牢记，要想达到理想疗效，一定要在正规机构诊治，请专业医生指导，选择适合个体的治疗方案。此外，还需要患者主观积极配合，减少或避免各种诱发因素，调节精神，规律生活。请已经患黄褐斑，或者有意识预防的各位朋友，发挥自己的主观能动性，从自身做起，减少发生、加重黄褐斑的自身因素。

14. 什么情况下要寻求专业医生的指导

人从一生下来，就是一个走向衰老的过程，这一点是我们必须清醒认识到的。在整个人生过程中，我们会经过稚嫩的幼年期、蓬勃的青年期、鼎盛的壮年期，之后会逐渐进入衰老的阶段。人体的内部脏腑和覆盖在身体表面的皮肤也是经历了这样的过程。在比较年轻的时候，没有注意合理的生活起居、健康的饮食、对皮肤必要的防护措施，那么皮肤会逐渐呈现出老化的状态，比如面部皮肤萎黄、晦暗、粗糙、没有光泽，出现细小或较深的皱纹，甚至出现大小不等、颜色不一的色斑，此时如果还有一些身体不适的症状出现，如睡眠、大小便、消化系统等症状，就说明您的身体已经出现了问题，应该到专业的医疗机构寻求医生的指导。

我们要知道，不是所有的问题都会导致严重的后果，某些轻微的病变往往可以通过调整运动、饮食等方式来解决，把疾病隐患在早期消除，有必要时再辅助药物治疗，因此重视对疾病的预防是极为关键的，如果"渴而穿井，斗而铸锥"，势必会造成更大的病患。

15. 看病前的准备工作

我们在准备到专业医疗机构诊治黄褐斑之前，要对自身的状况有一个大致的了解。自古以来，中医诊治疾病一直把人作为一个整体，而不是单纯根据局部的症状来治病。这是中医整体观念、辨证论治精神的体现。中医讲究"四诊合参"，即"望、闻、问、切"四诊结合应用，在辨识疾病的基础上辨证治疗，而不是单纯机械地"看舌、摸脉、开方子"。因此，综合全面地了解身体情况是制定合理治疗方案的关键环节。

那么，在就诊之前，我们可以把自己的情况做个初步的整理。首先，要知道自己要解决的最主要的问题是什么。如脸上长斑了，肤色不好，皮肤干燥等。因为在治疗疾病的过程中，要有一个循序渐进的过程，并不是所有的病症马上就能够缓解，很多慢性顽固性疾病的治疗，特别是皮肤病，需要内调外养，在调理脏腑功能的同时，结合中医特色的外治方法，才能取得理想的效果。其次，医生要了解您的饮食、睡眠、大小便情况，以及工作是否紧张、精神压力是否过大、生活中是否有影响心情的事件等，都可能会根据您所要诊治的疾病而进行询问。对于女性患者，还要说明月经、孕产等情况。此外，如果有近期的体检报告或者相关的检查结果，如血液的检查、B 超检查报告单、甲状腺以及乳腺的检查报告、激素水平检查结果等，都可以事先预备好。如果没有这些检查报告也没有关系，专业的医生会根据您的具体情况做必要的检查。

第二章　黄褐斑的"因缘表象"

——中西认识各不同

一、现代医学对黄褐斑病因的认识

16. 黄褐斑与哪些因素有关

经过前面的介绍，想必大家一定知道什么是黄褐斑了吧，那么什么因素会诱发或加重黄褐斑呢？目前的医疗水平对黄褐斑的病因和发病机制至今尚不十分清楚，通常认为，该病与内分泌失调、遗传、氧自由基、紫外线照射、精神因素及使用避孕药、外用化妆品等诸多因素相关。因此，如果朋友们不小心患有了黄褐斑，一定要从以上的方面找找原因，揪出造成自身损害的"元凶"。

17. 黄褐斑会遗传吗

非常遗憾地告诉大家，黄褐斑确实是一种有遗传倾向的疾病，部分患有黄褐斑的人往往有家族史，遗传因素也是黄褐斑发生的重要原因之一。

18. 黄褐斑与雌激素有什么关系

虽然黄褐斑的发病机制尚未完全清楚，但与雌激素偏高是肯定有联系的。比如怀孕的女性，50% ～ 70% 会发生黄褐斑，这与雌激素刺激黑色素细胞分泌黑色素颗粒，孕激素促进黑色素体的转运和扩散有关。此外口服避孕药、雌激素治疗等也会使体内呈现高雌激素状态，而更易患有此病。令人欣慰的是，部分孕妇产下宝宝后，高水平雌激素逐渐恢复至正常水平，而恼人的黄褐斑就自行消退了。如果是由于口服避孕药引起的黄褐斑，患者最好采用其他方式避孕。

19. 黄褐斑与月经周期有什么关系

女性在月经周期时，体内的雌激素水平会有所波动。在排卵期，体内雌激素水平明显增高，因此排卵期间部分患者的黄褐斑可能会进一步加重。

20. 哪些慢性病会影响黄褐斑

卵巢、子宫疾患，性腺机能异常，甲状腺功能紊乱者常发生黄褐斑。卵巢功能障碍会影响雌激素水平而伴发黄褐斑。卵巢囊肿、子宫肌瘤在发展过程中会产生各种细胞生长因子，导致人体激素代谢紊乱，促黑色素激素分泌增多，黑色素细胞抑制因子浓度降低而形成黄褐斑。还有研究显示甲状腺功能亢进的患者伴发黄褐斑的概率也会增加，所以黄褐斑的患者也要定期做甲状腺的检查。另外，某些慢性疾患如肝炎、结核等也可引发黄褐斑。

21. 黄褐斑与日晒有关吗

阳光是生物生长不可缺少的重要因素，阳光使我们心情愉悦，身体康健，但黄褐斑的发生和加重与日晒也有着密切的关系。紫外线是诱发和加重黄褐斑的重要因素，紫外线可以增加皮肤组织中的酪氨酸酶活性，诱导黑色素细胞的增殖、迁移及黑色素生成，还可诱导角质形成细胞生成多种细胞因子，这些细胞因子促使黑色素细胞的增殖及黑色素的生成，从而诱发或加重黄褐斑。因此，正确使用防晒护肤品可以减轻黄褐斑的发生。

22. 日光灯会加重黄褐斑吗

一般家庭用的日光灯基本不会加重黄褐斑。对黑色素细胞有影响的主要是紫外线中的长波紫外线（UVA）和中波紫外线（UVB），而日光灯的紫外线由于被灯管内壁的荧光粉吸收，只有较少的紫外线被发散出来，所以日光灯照射基本不会加重黄褐斑。

23. 阴天对黄褐斑有影响吗

阴天也对黄褐斑有影响。云层对长波紫外线（UVA）几乎起不到阻挡的作用，90%的长波紫外线都能穿透云层，只有厚重的雨云层才能阻挡部分紫外线。另外，在多云或阴雨的天气，有时紫外线会更加强烈，因此，阴天也要注意防晒。

24. 化妆品会引起黄褐斑吗

经常化妆的姐妹们一定要注意啦！某些含有光毒性物质的化妆品也有可能是黄褐斑产生的"隐形杀手"。此外，黄褐斑与化妆品中的某些成分，如重金属（铅、汞）、氧化亚油酸、水杨酸、防腐剂、香料、染料甚至蜂蜡基质有关，尤其是那些低廉劣质的化妆品更为有害。这些物质可以直接作用于皮肤，从而导致色素沉着。铅和汞等重金属在一些化妆品中经常用到，虽然有立竿见影的美白效果，但一旦停用这些化妆品，皮肤很快泛黄、起斑、发黑。因此，滥用一些美白、祛斑、换肤产品及化妆品，也有可能诱发或加重黄褐斑。我们在选用化妆品时，一定要"火眼金睛"，查看组成成分，不要轻信广告，更不要购买低廉劣质的化妆品。

25. 黄褐斑与服用药物有关吗

可以肯定地告诉大家，黄褐斑的产生和加重与服用某些药物确实有关，如患者服用避孕药和雌激素等药物可以诱发本病。

另外，口服苯妥英钠、氯丙嗪等同样能够引发黄褐斑样皮损。口服螺内酯诱发黄褐斑的机制不清，它口服后大部分迅速分解并发挥药理作用。苯妥英钠在发挥抗癫痫作用的同时，也间接干扰激素的分泌与代谢，从而导致黄褐斑。外用维 A 酸类制剂既可治疗黄褐斑，也可能诱发黄褐斑。因此，患有黄褐斑的朋友们，一定谨慎应用上述药物，或在医生指导下合理选择治疗药物。

26. 情志因素会影响黄褐斑吗

皮肤受神经系统所调控。一个人心情舒畅，乐观开朗，交感神经处于兴奋状态，心排血量增加，皮肤血流量增加，就会使人充满活力、容光焕发、不易长斑。如果终日忧思、焦虑、悲伤、易怒，使副交感神经处于兴奋状态，会促进黑色素分泌增加。同时，负面的精神情绪还会影响胃肠功能，影响营养吸收，使得面容憔悴，加重黄褐斑。因此，保持稳定良好的情绪，乐观向上的生活态度，有利于皮肤的健美，将黄褐斑拒之门外。

27. 精神紧张、工作学习压力大与黄褐斑有关吗

职场的精英和"学霸"们一定要小心，长期的精神紧张，繁重的工作学习压力以及强烈的精神创伤也会导致黄褐斑的发生或加重。这与其引起副交感神经兴奋，促进下丘脑–垂体系统释放促黑色素细胞激素有关。此外，副交感神经过度兴奋时同样产生很多黑色素促进因子，对促黑色素细胞激素等亦有增强作用，进而增加黑色素细胞，诱发或加重黄褐斑。因此，放松心情，学会给自己减压，也是防治黄褐斑的重要方法。

28. 哪种肤质更容易患黄褐斑

从世界范围看，黄褐斑的发生倾向于皮肤毛发色深的个体，好发于拉丁美洲和亚洲的妇女，亚洲裔中年女性患病率可高达

30%。如果按照 Fitzpatrick 皮肤分型，Ⅲ型或Ⅲ型以上的皮肤最常受累。如何判断Ⅲ型或Ⅲ型以上的皮肤类型呢？公认的方法是用 3 倍最小红斑量（MED）的紫外线照射受试者非曝光区皮肤，或在北纬 20°～ 45°于春末夏初的中午日晒 45 ～ 60 分钟，然后观察受试者 24 小时后皮肤晒红、7 天后皮肤晒黑的情况。Ⅲ型皮肤定义为日晒后皮肤出现轻度红斑并伴有中度晒黑；Ⅳ型皮肤定义为日晒后皮肤重度晒黑而没有红斑。也就是说，日晒后不容易晒伤而容易晒黑的人群更易患有黄褐斑。

29. 缺乏维生素对黄褐斑有影响吗

维生素是维持我们机体正常代谢和功能所必需的物质，多种维生素参与体内各种代谢，是体内重要的自由基清除剂。其中维生素 E 作为自由基的清除剂，它有增强细胞抗氧化的作用，其本身对氧敏感，极易被氧化，但在体内可保护其他易被氧化的物质免受氧化损伤。水溶性维生素 C 可以直接消除氧自由基，并保持维生素 E 在体内的水平，使之发挥抗氧化损伤的作用。二者缺乏时，会导致皮肤黑色素生成增多，形成黄褐斑。因此口服维生素 C、维生素 E，尤其是同时服用可提高抗氧化的效果，抑制黑色素的形成，从而起到淡化色斑的良好疗效。

30. 缺乏微量元素会患黄褐斑吗

微量元素虽然在我们体内含量微少，却能产生重要的生理作用。构成我们人体的微量元素有 40 多种，当体内某种元素含量不足或过多时，就会引起相应的病变。其中，铁、铜、锌、锰、镁、碘元素与黄褐斑的发病相对密切。

铁是人体需要量最多的微量元素，血清铁增多会刺激增加黑色素，导致皮肤色素沉着而发生黄褐斑。铜是组成体内多种金属酶的主要原料和许多氧化酶的辅助因子，能促进铁构成血红蛋白，维持人体皮肤的弹性和润泽。血清铜水平升高，可促使皮肤酪氨酸羟基化，形成黑色素，沉着于皮下而形成黄褐斑。锌是人体需要量仅次于铁的微量元素，也是蛋白质、糖类、核酸合成和利用维生素 A 的必需品，能阻止细胞膜的过氧化，稳定细胞膜，使其免受损伤，还能抑制酪氨酸酶活性，防止色素沉着。锌主要集中在肝脏、肌肉和皮肤之中。缺锌使酪氨酸酶活性增强，皮肤细胞氧化损伤加速，会引起黄褐斑、痤疮及皮肤粗糙等诸多疾病或病变。锰是人体各种酶包括 SOD 的组成成分，具有抗氧化损伤、抗衰老，间接调控黑色素形成的作用，锰的缺乏可以导致黄褐斑的产生。镁是构成人体多种酶的重要元素，在体内的含量甚少，但镁的作用不容忽视，镁的缺乏会导致皮肤色素沉着、面黄肌瘦、皮肤粗糙。95% 的碘存在于甲状腺中，是合成甲状腺激素的重要成分。碘的生物化学功能主要通过甲状腺激素表现出来，血中甲状腺激素含量过高可促进黑色素合成，从而诱导黄褐斑的产生和加重。因此，微量元素在人体内含量虽少，但作用不容小觑。

31. 熬夜会加重黄褐斑吗

随着生活节奏的加快，工作生活的压力，部分人群的作息时间越来越不规律。经常熬夜会引起自身免疫力下降，内分泌失调，使体内的自由基活化，从而增加黑色素异常的分泌。而睡眠不足或睡眠不好时，会引起副交感神经兴奋，通过激活垂体促黑色素细胞激素分泌，使黑色素增多，从而加重黄褐斑。反之，交感神经兴奋时会产生黑色素抑制因子，可以拮抗促黑色素细胞，使黑色素减少。因此，良好的生活习惯，规律的生活，适量补充一些维生素，有助于达到祛斑美容的效果。

二、中医学对黄褐斑病因的认识

32. 中医学认为黄褐斑的病因有哪些

中医学认为黄褐斑的产生多与人体五脏（肝、心、脾、肺、肾）中的肝、脾、肾三脏的功能失调相关。而中医学中的肝脾肾，不完全是我们现代人比较容易理解的肝脏、脾脏、肾脏这些人体的"器官"，它还包括了这些"脏"所具备的生理功能。打个比方，"肝"其实相当于人体的一个大仓库，主要负责人体"气血"的输入输出（肝藏血，主疏泄）；"肾"则相当于能源站，人体先天、后天的"精气"都储存在这个能源站内（肾为人体生命本原、先天之本）；"脾"就是我们的加工厂和物流中心，它将"能源站"或者"工厂"产出的物品经过加工后转输给机体各个需要的部位（脾主运化）。

具体点说，就是肝脏可以使人体的"气"运行条畅，"血"储存充盈，如果生活、工作等方面压力过大，超出了人体自我调节的范畴，则可逐渐导致肝郁气结，而使颜面气血失和而发为黄褐斑。脾脏可以促进食物消化、吸收并将精华转运。如果先天脾胃虚弱或后天饮食不节、劳倦过度等导致脾脏受损，也可使气血失调，肌肤失养，而发为黄褐斑。肾脏为人体生命本原，如果先天肾精不足或后天耗损太过，逐渐导致肾气亏虚，也可渐渐出现肾阴虚或肾阳虚，或者阴阳俱虚，从而影响气血运行，肌肤失养而生成黄褐斑。

总而言之，黄褐斑的发病多与肝郁、脾虚、肾亏等相关，当然气滞血瘀、女性冲任失调等也可导致黄褐斑。

33. 什么样的体质容易患黄褐斑

我们谈到了黄褐斑的发生多与肝、脾、肾三脏的功能失调相关。但为什么并不是所有肝脾肾三脏功能失调的人都会长黄褐斑呢？这就与我们自身体质的不同有关。我们常说的九种体质，包括平和体质、气虚体质、阳虚体质、阴虚体质、痰湿体质、气郁体质、瘀血体质、湿热体质和特禀体质，在这九种体质中，气郁体质和瘀血体质的人相对更容易患上黄褐斑。气郁体质的人，更容易不开心、想不开、郁闷、心态不平衡，也就是中医学中说的"情志不畅"，长期情志不畅就会影响人体"气"的运行；血瘀体质的人，体内有血液运行不畅或瘀血内阻的潜在倾向，常会有面色晦暗、舌有瘀斑、口唇紫暗、痛经、有血块等表现。不论是气郁体质还是血瘀体质，若这样的体质状态得不到改善，长此以往，就会影响气血运行，导致气滞血瘀，也会继而影响肝脾肾的功能，机体就很可能以某种形式告诫人们身体有些方面出现问题了，这种告诫形式在某一些人群身上就可能表现为黄褐斑。所以，气郁体质和血瘀体质的人更应该注意改善自己的体质，以防黄褐斑的发生。

34. 肝郁与黄褐斑有什么关系

肝郁日久是会导致黄褐斑的。具体而言,中医学中的"肝脏"在功能上具有"主疏泄"和"主藏血"的作用,在五行中属"木",在情志方面与"怒"相关。如果我们由于工作压力过大、生活不顺心等等各种原因,导致长期情志不畅,不论是生闷气还是发脾气,都会伤害到我们的"肝脏"(这就是中医学中所说的"怒伤肝"),使我们肝脏的疏泄功能及藏血功能失调,肝郁气滞,郁久化热,伤及人体的阴血,以致颜面气血失和而产生黄褐斑。

35. 肾虚与黄褐斑有什么关系

肾虚是有可能导致黄褐斑的。具体而言,中医学中的"肾脏"在功能上具有藏精、纳气的作用, 肾脏为人体生命本原、先天之本，如果先天肾精不足或后天耗损太过，逐渐导致肾气亏虚。若伤及阴精，则可致肾阴不足，虚火上炎，影响肌肤，产生黄褐斑；若肾阳不足，阳不制阴，阴气弥散，肾之本色（黑色）则可泛于颜面，而成黄褐斑。

36. 脾虚与黄褐斑有什么关系

脾虚也可以导致黄褐斑。具体而言，中医学中的"脾脏"具有运化的功能，是人体的后天之本，它可以促进饮食物的消化、吸收并将精华转运，在其他脏腑的帮助下，达到内养五脏，外养四肢、皮毛、筋肉的作用。如果先天脾胃虚弱或后天饮食不节、劳倦过度等导致脾气亏虚，脾失健运，水饮内停，影响气血运行，气血不能润泽于面，也可发为黄褐斑。

37. 气滞与黄褐斑有什么关系

气滞也是会导致黄褐斑的。气滞在中医学中指的就是"气机阻滞"，通俗点说就是人体的"气"运行得不痛快了，比如生气、发怒、悲伤、郁闷等情志原因，或者长期喝酒、吸烟等导致机体受损，或者属于气郁体质者，都可能导致"气滞"。"气滞"后可能会出现胸部、胁肋部、腹部等部位的胀闷疼痛，胀可能会略重于痛，部位常不固定，范围也可能非常广泛，表现在皮肤上就可能产生颜面色斑（比如黄褐斑）、痤疮、疣、白癜风等。所以气滞是会导致黄褐斑的。

38. 血瘀与黄褐斑有什么关系

血瘀也是会导致黄褐斑的。各种原因，比如外伤或手术失血后、情志不畅、体质虚弱、感受寒邪、体内阳气盛有热等，导致人体"血"运行失调，产生瘀血，"堵"住了我们的脏腑、经络，就会表现出面色黧黑或紫暗、唇色或爪甲青紫、皮下紫斑、舌质青紫或有瘀斑瘀点等症状，表现在皮肤上则可能会产生紫瘕、瘢痕、黑眼圈、黄褐斑等。所以血瘀也是会导致黄褐斑的。

39. 冲任失调是什么意思

冲任失调指的是冲任二脉的功能失调。冲为太冲脉，任为任脉，都属于经脉系统中的奇经八脉。冲任二脉在我们身体上共同起始于胞宫，冲脉掌管女子月经及孕育胎儿，任脉调理人体阴经气血，二脉相互交通。冲任二脉常与人的先、后天真气有关，并常反映生殖功能的异常。调理冲任就可以治疗妇女月经不调、不孕、滑胎流产等症。

40. 冲任失调会导致黄褐斑吗

若冲任二脉功能失调，则可能导致经带胎产诸多疾病，比如月经不调、内分泌紊乱、乳腺病及皮肤病等，所以冲任失调的患者是可能会患上黄褐斑的。冲任二脉的生理功能，是可以调节人体阴经气血和月经等，而气血的运行又与黄褐斑的发生息息相关。所以冲任二脉功能失调，影响了机体气血的运行，就会导致黄褐斑。

41. 什么食物会加重黄褐斑

黄褐斑属于色素沉着性皮肤病，日光是它的一个促发因素，在夏季日晒后会诱发或加重黄褐斑。所以在食物方面，应该忌食"光敏感"食物，比如小白菜、苋菜、荠菜、萝卜叶、油菜、芥菜、菠菜、马齿苋、莴笋、荞麦、槐花及无花果等。注意饮食营养，可以适量多食一些可使皮肤白皙、富含维生素 A 的食品，如鸡蛋、黄瓜、西红柿、大蒜、苹果、花生，及富含维生素 C 的食品，如芝麻、核桃仁、葵花籽、红枣等。

42. "七情六欲"与黄褐斑有什么关系

现代人多喜欢笼统地提"七情六欲"，而不把其做具体的区分。在中医学中，多提及七情，即喜、怒、悲、思、惊、恐、忧七种情志，六欲则相对在佛学中提及更多。七情内伤，是引起脏腑精气功能紊乱而致疾病发生的一种致病因素。七情内伤致病，直接损伤内脏精气，故可导致或诱发多种情志病和身心疾病，当然也会引起黄褐斑。

七情，本是人体的生理和心理活动对外界环境刺激的不同反应，属人人皆有的情绪体验，一般情况下不会导致或诱发疾病。只有强烈持久的情志刺激，超越了人体的生理和心理适应能力，导致脏腑功能失调，或人体正气虚弱，脏腑精气虚衰，对情志刺激的适应调节能力下降，导致疾病发生或诱发时，七情才称之为"七情内伤"。

情志是中医学对情绪的特有称谓，它是不同于精神意识思维活动的一类心理现象。情志与七情是一般和个别的关系，情志是对包括七情在内的所有情志特征与属性的抽象和概括，七情则是情志概念下的具体的七种情志。

喜，是指愿望实现、紧张情绪解除时的轻松愉快的情绪体验。愿望实现是喜的来源。机体的脏腑精气充盛、气血调和、生命状态良好，则感受敏锐且对生活期待高，易于对愿望实现产生相应的内心体验并感受到心身的喜悦。喜的情绪体验的关键特征是紧张情绪的解除和轻松、愉快的体验。

怒，是由于愿望受阻、行为受挫而致的紧张情绪的体验。怒与其他情绪不同，单纯的体内气血冲逆足以导致怒的产生。因此，机体气血亢逆的内在变化，外界因素阻碍个体愿望实现，是导致怒产生的基本条件。

忧，是对所面临的问题看不到头绪，心情低沉并伴有自卑的复合情绪状态。其情绪范围较广，包括从轻微的一时性的忧郁体验，到较严重的难以自行恢复的忧郁状态。一般轻者为忧，中度者称为忧郁，重度忧郁则称为郁症。忧郁以情绪低落、兴趣减低甚或兴趣丧失为特征，机体活动水平也处于低下状态，故伴有性欲低下、活动减少等相应表现。

思，是对所思问题不解，事情未决，思虑担忧的复合情绪状态，通常称为忧思。思虑与忧郁相近，均有脏腑精气不足的内在因素及情绪低落的特征。但思虑尚伴有轻微焦虑，即对所面临的环境感到压力、所考虑的问题感到担忧的心理负担，其思维是正常的活跃的。而忧郁不同，其思维以迟钝呆滞为显著特点。

悲，是指人失去所爱之人或物，及所追求的愿望破灭时的情绪体验。悲有程度的不同，轻微为难过，稍重可谓悲伤，再甚则曰哀痛。产生悲的外界原因是失去所珍重的人或物及所追求愿望的破灭，内在因素则是个体的脏气虚衰。悲与喜具有对立属性，表现在对社会事件的破灭与满足、脏腑精气的亏虚与充实两个层面上。

恐，指遇到危险而又无力应付而引发的惧怕不安的情绪体验。恐惧产生的外在因素是面临威胁而无能为力，这是导致恐惧的关键原因。另外，看到或听到恐怖情景，即使并非亲身经历也能产生恐的情绪体验。恐的内在因素主要为脏腑精气亏虚。

惊，指突然遭受意料之外的事件而引发的紧张惊骇的情绪体验。产生惊的关键是意外之事不期而至。惊虽多由外发，但常伴随其他情绪体验，以复合情绪状态存在。如盼望之事不期而至产生的惊喜，突遇险情的惊吓，遭受不测风云的惊恐等。恐和惊不同，恐的体验较单纯，主要为惧怕不安，伴随逃脱的企图行为，而惊可伴喜亦可伴恐。

七情代表中医学对人的基本情绪的认识。除七情之外，爱与恨、自豪与羞涩、尊严与蔑视等，也是人类基本的情志表现。

由于情志活动是由机体内外环境变化所引起的，因此，生活工作环境急剧变化，人际关系不良，以及机体内脏精气虚衰，气血失和，均可引起七情反应失常，从而导致疾病发生。七情能否致病，除与情志本身反应强度、方式有关外，还与个体的心理特征、生理状态具有密切的关系。七情是机体对内外环境变化所产生的复杂心理反应，以内脏精气为物质基础。因此，七情过激可直接伤及内脏。又因心藏神而为脏腑之主，故情志所伤，必然首先影响心神，然后作用于相应脏腑，导致其精气代谢失常、气机逆乱而发病。七情分属五脏，七情反应太过与不及则可损伤相应之脏。如喜伤心、怒伤肝、思伤脾、悲忧伤肺、惊恐伤肾。

七情内伤，既可单一情志伤人，又可两种以上情志交织伤人，如忧思、郁怒、惊喜等。数情交织致病，可损伤一个或多个脏腑。如过惊过喜，既可损伤心，又可累肾；郁怒太过，既可伤肝，又可影响心脾；忧思内伤，既可伤脾，又可影响心肺等脏。由于心肝脾三脏在人体生理活动和精神心理活动中发挥着重要作用，故情志内伤，最易损伤心肝脾三脏。过于喜易伤心，可致心神不宁，出现心悸、失眠、健忘，甚则精神失常等症；郁怒太过则伤肝，肝气郁结，可见两胁胀痛、胸闷太息、咽中如有物梗阻、月经延后等症，甚则可见痛经、闭经、癥瘕（多指妇女小腹有结块，或胀、或满、或痛等症状）；忧思不解易伤脾，脾失健运，可见食欲不振、脘腹胀满、大便溏泄等症。

在情志活动产生中，发挥重要作用的正是脏腑之气的运动变化。情志内伤可导致脏腑气机失调，而气机失调又可妨碍机体的气化过程，引起精气血津液的代谢失常，从而继发多种病证。黄褐斑的发生多与肝、脾、肾三脏的功能失调相关，七情内伤又可导致脏腑功能失调、气血运化不畅，而脏腑功能失调、气血运行不畅也正是黄褐斑产生的基本病机，所以如果我们没有很好地调畅我们的"七情六欲"，身体是会给我们发出警告信号的！黄褐斑的出现就是其中一种警告方式。

43."五志过极"有什么危害

中医学在"天人相应"思想指导下，以五行（木、火、土、金、水）为中心，以空间结构的五方（东、南、中、西、北）、时间结构的五季（春、夏、长夏、秋、冬）、人体结构的五脏（肝、心、脾、肺、肾）为基本框架，将自然界的各种事物和现象以及人体的生理病理现象，按其属性进行归纳，从而将人体的生命活动与自然界的事物联系起来，形成了联系人体内外环境的五行结构系统，用以说明人体以及人与自然环境的统一。"五志"，即喜、怒、思、悲、恐五种情志同样隶属这个体系。由于人体是以五脏为中心的有机整体，故情志活动与五脏精气的关系最为密切，因而五脏精气可产生相应的情志活动，即中医学所说"肝在志为怒，心在志为喜，脾在志为思，肺在志为忧，肾在志为恐"。五脏功能的协调，气血运行的通畅，在情志的产生变化中发挥着基础作用。若五脏精气阴阳出现虚实变化及功能紊乱，气血运行失调，则可出现情志的异常变化。另一方面，外在环境的变化过于强烈，情志过激或持续不解，又可导致脏腑精气阴阳的功能失常，气血运行失调。如大喜伤心、郁怒伤肝、过度思虑伤脾、过度恐惧伤肾等。这就是我们说的"五志过极"。"五志过极"最终导致脏腑功能失调，气机不畅而产生一系列疾病。

44. 便秘会加重黄褐斑吗

便秘是指大便秘结，也就是我们老百姓常说的大便干、大便不痛快等等。具体点说，就是指粪便在肠内滞留过久，排便间隔时间延长，排便次数减少。便秘多是由于大肠传导功能失常所致。对于气机郁滞、气血津亏等患者来说，很有可能会出现便秘。便秘其实就是人体给我们发出的一个警告，要让我们注意自己的饮食起居是不是出现了问题，如果及时调整饮食起居习惯，大便就可能恢复原来的畅快，但是如果仍然没有及时调整，避免过度紧张的话，机体可能就会继续发出其他警告信号。便秘是看不见、摸不着，只有自己能体会的一种疾病，而黄褐斑就是机体发出的，表现在皮肤上让我们要看到的警告信号了，所以便秘是会加重黄褐斑的。

45. 睡眠不好为什么会加重黄褐斑

失眠就是指经常不易入睡，或睡而易醒，不易再睡，或睡而不酣，易于惊醒，甚至彻夜不眠的表现。失眠的病机主要是阴阳不调、气血不足、阴虚阳亢、心肾不交等。另外，痰热、食积、瘀血等引起的邪火上扰，亦可导致失眠。人是一个整体，睡不好觉，自然气色不好，这是老话了。所以，由于失眠导致机体的气血运行失调、脏腑功能受损，同样有加重黄褐斑的可能。

46. 什么样的生活方式会引起黄褐斑

中医认为人体是一个整体，所以饮食、起居、劳逸的失调，会导致机体很多方面的问题。黄褐斑只是我们现在着重介绍的其中一种疾病，我们要知道这些不良的生活方式是对我们的皮肤及各个脏腑都有损害的，我们应该尽量避免。

首先，讲讲饮食失宜的问题。中国人总说"民以食为天"，饮食是人类赖以生存和维持健康的基本条件，是人体后天生命活动所需精微物质的重要来源。饮食非常重要，但饮食一定要有节制。如果饮食失宜，可成为病因而影响人体的生理功能，导致脏腑机能失调或正气损伤而发生疾病。饮食失宜，可分为两类：一是摄食行为不当，如过饥过饱、饥饱无常、挑食偏食等，可导致损伤脾胃，造成营养不良或营养过剩，长此以往就会影响身体发育，身体逐渐虚弱，出现各种病症。二是所食之物不洁或不当，如经常吃不够卫生的一些路边摊等。进食腐败变质食物，则胃肠功能紊乱，出现脘腹疼痛、恶心呕吐、肠鸣腹泻或痢疾等；若进食被寄生虫污染的食物，则可导致各种寄生虫病，如蛔虫病、蛲虫病等，常表现有腹痛时作、嗜食异物、面黄肌瘦等；若进食被传染病污染的食物，更可发生某些传染性疾病；如果进食或误食被毒物污染或有毒性的食物，则会发生食物中毒，轻则脘腹疼痛、呕吐腹泻，重则神志昏迷，甚至导致死亡。

另一方面，就是劳逸的问题，也就是工作和休息的关系问题。劳动与休息的合理调节，也是保证人体健康的必要条件。如果劳逸失度，长时间过于劳累，或过于安逸静养，都不利于健康，可导致脏腑经络及精气血津液神的失常，从而引起疾病发生。过劳包括劳力过度、劳神过度和房劳过度三个方面。第一，劳力太过而致病，其病变特点主要表现在两个方面：一是过度劳力而耗气，损伤内脏的精气，导致脏气虚少，功能减退。由于肺为气之主，脾为气血生化之源，故劳力太过尤易耗伤脾肺之气。常见少气懒言，体倦神疲，喘息汗出等，正所谓"劳则气耗"。二是过度劳力而致形体损伤，即劳伤筋骨。体力劳动，主要是筋骨、关节、肌肉的运动，如果长时间用力太过，则易致形体组织损伤，久而积劳成疾。第二，劳神过度，长期用脑过度，思虑劳神而积劳成疾，长思久虑，则易耗伤心血，损伤脾气，以致心神失养、神志不宁而发生心悸、健忘、失眠、多梦，脾失健运而发生纳少、腹胀、便溏、消瘦等。第三，房劳过度，又称"肾劳"，指房事太过，或手淫恶习，或妇女早孕多育等，其因耗伤肾精和肾气而致病。肾藏精，为封藏之本，肾精不宜过度耗泄。若房事不节则肾精、肾气耗伤，人之根本被动摇，常见腰膝酸软、眩晕耳鸣、精神萎靡、性机能减退等。而妇女若早孕多育，亏耗精血，累及冲任及胞宫，易致月经失调，带下过多等妇科疾病。此外，房劳过度也是导致早衰的重要原因。与过劳相对应的不良生活方式就是过逸，即过度安逸。包括体力过逸和脑力过逸等。人体每天需要适当的活动，气血才能流畅，阳气才得以振奋。若较长时间少动安闲，或者卧床过久，或者长期用脑过少等，可使人体脏腑经络及精气血神出现失调而导致病理变化。过度安逸致病，其特点主要表现在三个方面：一是安逸少动，气机不畅。如果长期运动减少，则人体气机失于畅达，可以导致脾胃等脏腑的功能活动呆滞不振，出现食少、胸闷、腹胀、肢困、肌肉软弱或发胖臃肿等，久则进一步影响血液运行和津液代谢，形成气滞血瘀、水湿痰饮内生等病变。二是阳气不振，正气虚弱。过度安逸，或长期卧床，阳气失于振奋，以致脏腑组织功能减退，体质虚弱，正气不足，抵抗力下降等。故过逸致病，常见动则心悸、气喘汗出等，或抗邪无力，易感外邪致病。三是长期用脑过少，加之阳气不振，可致神气衰弱，常见精神萎靡、健忘、反应迟钝等。

总之，不论是饮食失调还是劳逸失度，均可导致机体的气血津液运行出现问题，肝脾肾三脏的功能调节受损，就增加了机体产生黄褐斑的可能。所以为了肌肤更健康、身体更硬朗，合理的饮食、适当的运动和休息是非常关键的。

三、黄褐斑的临床表现和伴随症状

47. 得了黄褐斑，面部皮肤会有感觉吗

一般没有感觉。黄褐斑的损害为淡黄色、淡褐色、深褐或青黑色斑，深浅不定，斑片形状不一，或圆形，或蝴蝶形。色斑深浅随日晒、季节及内分泌等因素而有变化，局部无炎症及鳞屑，也无主观症状。

48. 黄褐斑皮损一般会累及哪些部位

典型皮损位于颧骨的突出部和前额，亦可累及眉弓、眼周、鼻背、鼻翼以及上唇、下颏等部位，偶尔也发生于前臂。皮损可局部发生，也可累及整个面部。

49. 面部的色素斑点都是黄褐斑吗

面部的色素斑点不一定都是黄褐斑，也可能是雀斑，或艾迪生病（Addison病）、太田痣的表现。雀斑为浅褐或暗褐色斑点，斑点较小，散在分布，不会融合，常在儿童期发病，青少年女性多见，多有家族史。夏季明显，冬季变淡或消失。艾迪生病表现为弥漫性青黑色或棕褐色斑片，除面部等暴露部位外，受压迫摩擦的四肢屈侧面、掌跖纹处亦可见明显色素沉着，并有全身症状，如乏力、体重减轻和血压降低等。太田痣在面部也表现为色素性斑片，为淡青色、深蓝色或蓝黑色斑片，大多为单侧性分布，病人的结膜、巩膜可受累呈青蓝色，多自幼发病，易于鉴别。

50. 患了黄褐斑会手脚冰凉吗

患了黄褐斑可能伴有手脚冰凉的表现。黄褐斑在中医学中

主要与肝脾肾三脏的功能失调有关。如果患者肾阳不足，就可能会出现手脚冰凉的症状，还可以伴随有怕冷、倦怠、腰酸等表现。

51. 患了黄褐斑会腰疼吗

患了黄褐斑有可能伴有腰疼的临床表现。黄褐斑主因肝脾肾三脏功能失调、气血运行不畅导致，其中肾阴亏损或肾阳不足都会导致患者出现腰痛等症状。当然，在实际情况中，黄褐斑患者若出现身体的各种不适应该首先去正规医院专科就诊，以免耽误病情。

52. 患了黄褐斑会月经不调吗

患有黄褐斑的女性经常会有月经不调的情况。冲任失调，气血不足或瘀滞，都会导致月经的变化，出现月经量、色、质等的异常，情况严重者还会发生不孕、滑胎流产等。

53. 患了黄褐斑会乳房胀痛吗

乳房胀痛也是黄褐斑患者经常伴发的临床症状。女性患者常有情绪问题，致肝气不舒，气血瘀滞不畅，则脉络阻滞，可出现乳房胀痛的症状。

54. 患了黄褐斑会胃部不适吗

肝脾肾三个脏腑的功能失调是黄褐斑的主要病机，肝郁克脾、脾虚湿阻、肾病及脾，都可导致黄褐斑的发生，内外因素损伤脾胃，常会出现脘腹胀满、纳差等肠胃部不适症状，因此黄褐斑患者有可能伴有胃部不适的表现。

55. 患了黄褐斑会情绪急躁吗

中医学认为，情绪急躁与肝的生理功能密切相关，肝气郁结、肝火旺盛或肝阳上亢的黄褐斑患者，其发病都与情志的变化有一定关系，因此黄褐斑的患者常常有情绪急躁的表现。

56. 患了黄褐斑会影响睡眠吗

睡眠与人体卫气循行和阴阳盛衰有关，那么卫气具体是怎样调节人体睡眠的呢？在正常情况下，卫气白天行于人体的阳经，如果人体的阳气充盛，则人醒；夜晚卫气行于人体的阴经，如果人体的阴气充足，则入睡。黄褐斑患者无论是肝脾肾三脏哪个脏腑功能失调，都会导致人体的阴阳失调。睡眠好的人多是自身阴阳平衡，而睡眠不好多是由于各种原因导致了人体阴阳失调。所以黄褐斑患者是可能会出现睡眠问题的。

57. 患了黄褐斑会头晕耳鸣、手脚心热吗

黄褐斑患者可能会出现头晕耳鸣、手脚心热的症状。如肾虚亏损、肾之阴阳不足，可以出现头晕耳鸣、五心烦热、手脚心热等表现。

58. 黄褐斑与哪些脏腑器官的疾病有关

虽然黄褐斑的病因尚不完全清楚，但多认为与人体内分泌有关，血中雌激素水平升高是其主要原因。由于雌激素可刺激黑色素细胞分泌黑色素颗粒，孕激素能促使黑色素体的转运和扩散，所以在生理状况下妊娠斑就是这两种激素的联合作用所致。而在病理状况下，在一些慢性疾病如女性生殖器疾病（月经不调、痛经、子宫肌瘤、子宫附件炎、不孕症等）、乳腺增生、肝脏病、慢性乙醇中毒、内脏肿瘤、结核病等患者中也常发生。也有人认为自身免疫性甲状腺疾病患者更容易患上黄褐斑。

59. 不同证型的黄褐斑临床表现有什么差别

黄褐斑主要归因于肝脾肾三脏的功能失调，不同证型引起的黄褐斑有不同的临床表现。比如肝郁气滞证，皮损就主要分布在两颧，斑色黄褐而泛青，常伴有胁胀、烦躁、易怒、胃口差、月经不调、经前斑色加深、乳房发胀等表现，舌质淡，苔

薄白，脉弦滑；脾虚湿蕴证的黄褐斑，颜面部色斑呈淡褐色，伴有心慌、气短、神疲纳少、带下清稀，舌质淡红，舌体微胖，苔白微腻，脉濡；肾阴亏虚证的患者，颜面黧黑斑片，状如尘染，伴五心烦热、头晕耳鸣、腰膝酸软、遗精、不孕，舌质红，苔少，脉细数；冲任失调证的患者，斑色暗黄，经期伴有头晕耳鸣、腰膝酸软，或双乳胀满、月经不调、经血暗红有血块等，舌质红，少苔，脉细；气滞血瘀型的黄褐斑，一般皮损为深褐色斑片，边缘清晰，女性伴有月经量少或有血块，经前乳房、小腹胀痛，经停或经后诸症渐消，舌质紫暗或有瘀斑，苔薄白，脉弦涩或细涩。

60. 老年人面部的色斑是黄褐斑吗

老年人的色斑一般情况下多是皮肤老化的表现。我们一般说皮肤老化分为两种，一种为自然老化，一种为外源性老化。自然老化主要是指单纯由于年龄增加而导致的皮肤质量变化，这多是由于一些不可抗拒的原因导致的，比如遗传、机体内分泌的变化等等。另一种称为外源性老化，又称为"光老化"，这一种老化与年龄关系不大，主要是日光，尤其是紫外线过度辐射，以及恶劣的气候环境、不良生活习惯和过度工作压力等外源性因素引起的。临床多表现为皮肤粗糙、松弛、缺乏弹性和光泽、皱纹加深加粗、色素沉着斑、毛细血管扩张等，可引起雀斑、脂溢性角化加重，甚至出现基底细胞癌等病变。

61. 青少年也会得黄褐斑吗

青少年也是会得黄褐斑的。因为黄褐斑主要是由于血中雌激素水平升高导致的，所以从青春期到绝经期妇女都有可能得黄褐斑。当然，黄褐斑主要还是见于青中年女性，男性也可发病。所以黄褐斑的发生没有明显的年龄或性别差异。

62. 面部常见哪些色素性疾病

我们把出现色素变化的皮肤病称为"色素障碍性皮肤病"，一般分为色素增加和色素减退两大类。除黄褐斑外，白癜风和黑变病也是面部比较常见的色素性皮肤病。

白癜风是一种常见的色素脱失性皮肤病。中医又称之为"白驳风"。中医对于白癜风的病机主要从"气机不畅，复感风邪"考虑，由于情志内伤，肝气郁结，气机不畅，复感风邪，搏于肌肤，以致气血失和，发为白斑。白癜风患者一般是不经意间发现皮肤出现了色素脱失的斑片，颜色乳白，以后逐渐扩大，形状不规则，周围色素增多，一般无自觉症状。白癜风在男女之间的发病率无明显的差异，可以发生在任何年龄和身体任何部位。白癜风的患者要尽量保证规律的生活起居，保持良好的心态，进行适当的日光照射，但是也不要光线太强或照射时间过长，同时在日光照射时别忘了保护正常的皮肤。一定要去正规医院就诊，滥用刺激性药物百害而无一利。在饮食方面，要忌食富含维生素C的食物，可以适量多吃一些黑颜色的食物，比如黑豆、黑米、黑木耳、黑芝麻等。

黑变病也是一种灰褐色色素沉着类疾病。皮损边缘不清，而黄褐斑一般边缘比较清楚。黑变病在中年人中发病率较高，男女之间无明显差异。中医对于黑变病的病机主要从"脾虚""肾虚"考虑。脾虚则不能运化那些对我们人体有益的精微物质到达身体其他需要它的地方，导致气血亏虚，肌肤失养；而肾虚则会因为"肾主水"这个生理功能受损，水亏难以克制我们体内的"火"，导致"火盛"，以致皮肤燥结，肌肤失养而发生黑变病。黑变病患者要注意以下几方面：避免日光照射；避免接触可疑致敏的化学物品；发病与工作环境有关时，应尽量避免这样的环境；不要乱外用药物，应该到正规医疗机构就诊。黑变病的患者，可适当多吃一些蔬菜水果，补充维生素。最重要的，还是调整心态，自身调节，配合心理治疗会对缓解病情有一定帮助。（见图 2-1）

63. 皮肤老化易造成色斑

健康的皮肤是红润有光泽，柔软细腻，结实而富有弹性的。而当皮肤老化后，则会缺乏弹性、皱纹增加、肤色黯淡、开始长斑、出现黑眼圈和眼袋、皮肤干燥失去光泽、毛孔粗大等。

在医学上我们将皮肤老化分为 3 度，Ⅰ度为轻度皮肤老化，Ⅱ度为中度皮肤老化，Ⅲ度为重度皮肤老化。这 3 度皮肤老化最容易看到的皮肤表现就是皱纹了。轻度皮肤老化是在面部肌肉有活动时能看到浅细皱纹，脸部的这些肌肉活动一旦停止皱纹也就消失了，也就是你微笑的时候，能看到一些眼角的细纹，但是面部没有表情的时候，皱纹则不明显；中度皮肤老化的皱纹比轻度更明显一些，不论面部活动还是静止，都可以看见皱纹，但是在牵拉、伸展皱纹两侧时，皱纹可以消失；重度皮肤老化，则表现为皱纹粗深，即使牵拉皱纹两侧，皱纹也不会消失。

皮肤长色斑、长皱纹等皮肤老化形式都是人类逐渐衰老的表现。要想延缓皮肤衰老，最重要的是自然健康的生活方式，保持平和宁静的心态，端正生活态度，远比单纯的皮肤保养更重要。锻炼身体，积极参加各项文体活动，劳逸结合，保持健康身体，精神情绪乐观积极向上，调整不良的心理状态是至关重要的。生活规律，避免高压力、高竞争的环境，注意休息和睡眠，不可熬夜。适度改变一下自己的不良习惯，不要吸烟饮酒，注重保护皮肤，避免受到外伤、强光、寒冷、劣质化妆品的伤害，养成良好的卫生习惯，正确清洁及日常护理，按摩皮肤。我们还应根据自己的肤质选择适宜的护肤防晒用品来保护皮肤。在饮食方面，要平衡膳食，均衡营养，不偏食，多吃蔬果，少吃辛辣油腻的食物，这样才能增强皮肤弹性，延缓色斑及皱纹的出现，尤其可多吃富含维生素 A、B、C、E 的食物。

四、黄褐斑部位不同的奥秘

64. 中医学关于面部区域划分与五脏的对应关系

中医学认为，面部的不同区域与五脏相对应，如左颊对应肝、右颊对应肺，鼻对应脾，额对应心，颏对应肾等。如《素问·刺热》记载："肝热病者，左颊先赤；心热病者，颜先赤；脾热病者，鼻先赤；肺热病者，右颊先赤；肾热病，颐先赤。"

65. 黄褐斑只发生在脸上吗

黄褐斑大多发于面部颧骨的突出部和前额，但也可发在眉弓、眼周、鼻背、鼻翼以及上唇、下颏等处，偶尔可发于前臂。有时乳晕、外生殖器、腋窝和腹股沟等处的皮肤色素亦加深。

66. 不同部位的黄褐斑有什么特别含义吗

不同部位的黄褐斑，可以提示其部位对应脏腑的病变，同时可以提示治疗的思路和方法。按照上述的面部区域划分与五脏的对应关系，一般认为，黄褐斑长在两颊多与肝肺有关，长在鼻与脾有关，长在额与心有关，长在两颏和眼周与肾有关，长在上唇与胞宫有关。有一位老中医曾经总结了一首歌诀来说明黄褐斑的位置与脏腑的关系："面奸定位脏腑宗，左肝右肺额心中；鼻脾眼眶同颊肾，上唇则为瘀胞宫。"不同部位的黄褐斑，可以采用疏肝行气、健脾利湿、活血化瘀、滋补肝肾、调补胞宫等不同方法治疗。

67. 为什么有的黄褐斑长在额头

首先，额头为主要曝光部位，易日晒生斑。另外，中医认为额头对应心，故黄褐斑只长在额头者，提示瘀结心经，治疗上可加入一些清心化瘀的药物，如丹参、黄连等。

68. 为什么有的黄褐斑长在鼻背

鼻背为面部凸起的部位，易受日光照射而起斑。中医认为鼻部对应脾，黄褐斑独见于鼻背者，多提示脾虚湿蕴，可使用些健脾利湿的药物，如苍术、白术等。

69. 为什么有的黄褐斑长在颧颊

两颊是黄褐斑最常见的部位，与日光照射有关，有时一侧经常曝光者，可表现为相应一侧面颊色斑明显。如由于我国是"左驾"，经常开车者，可表现为左颊色斑明显；长期靠窗工作，可使靠窗一侧面颊色斑明显等。另外中医讲"左颊候肝，右颊候肺"，故黄褐斑长于面颊，可与肝肺相关。具体来说，色斑发于左颊者，多与肝气郁结、情志不遂或精神压力大有关，提示肝失疏泄，肝胆郁滞，须警惕脂肪肝、肝胆疾患，宜疏肝行气，可加用柴胡、郁金、香附等药；发于右颊者，多有肺气不降，可宣降肺气，加用桑白皮、杏仁等药物。

70. 为什么有的黄褐斑长在上唇

首先上唇相对于下唇也是曝光部位，容易日晒生斑。另外从中医角度讲，上唇是手阳明大肠经的循行部位，对应的是泌尿生殖器官。此处长黄褐斑是肾气不足、胞宫瘀阻的表现，可能有月经失调、子宫肌瘤等病患，应该予以警惕，并加用一些暖宫化瘀的药物如川芎、艾叶等。

71. 发生在整个面部的黄褐斑很严重吗

发生于整个面部的黄褐斑相对较重，应首先除外黑变病等其他面部颜色改变的疾病。其次，要寻找造成色斑的原因，如长期日光照射、长期生气熬夜情绪紧张、服用避孕药、妇科疾病、甲状腺疾病等等。

五、黄褐斑颜色各异的玄机

72. 中医学关于面部色诊的意义

色诊，是通过观察病人颜面五官的气色变化以了解病情的诊断方法，古代又称为"五色诊""五色微诊""五色诊病"，现代通俗的称法就是"察言观色"。

中医色诊是中医传统诊法的重大突破，是失传两千多年的扁鹊、仓公等古代名医诊病技术的重新破译和发扬，也是体表内脏相关理论的创新进展与最新论证。生物特征是在生物表面可以显露出来的一些特征性的表象，这些表象可以反映人体内脏的变化，故望色诊病是察神决断的重要环节。

许多表面看起来互不相关的事物，其实都存在着内在的特定联系。中医经过长期临床观察，可以根据生物特征发现这种内在联系，通过色诊观察表面征象而发现这些内在规律。通常人们会说某人长得漂亮不漂亮、皮肤白不白、五官是不是端正，而从色诊专业角度来讲，每个人的颜面五官都各具特色，具有不同于旁人的生物特征，每个人的脸部可以划分为不同的区域，显现出不同的气色，具有不同的诊断意义。

73. 如何理解"望色十法"

所谓望色十法，是指望色时要注意分辨色之浮沉、清浊、微甚、散抟、泽夭。此内容在《灵枢·五色》中已有论述，但由《望诊遵经·相气十法提纲》正式提出，曰："大凡望诊，先分部位，后观气色，欲视五色之精微，当知十法之纲领。十法者，浮、沉、清、浊、微、甚、散、抟、泽、夭是也。"

望色十法的具体内容及临床意义为:

（1）浮沉:浮是指色显露于皮肤之表,一般出现在疾病初起,提示病在表、在腑;沉是指色隐约于皮肤之内,提示病在里、在脏。病色初浮而后沉,为病从表入里,由浅入深;反之,病色由沉而转浮,提示病情好转,或病邪欲解。如果久病、重病反见两颧浮红,是虚阳浮越的表现,提示病情危重。

（2）清浊:清是指面色明亮,病属阳证;浊是指色泽晦暗混浊,病属阴证。病色由清转浊,为阳证转阴证;由浊转清,为病由阴出阳。

（3）微甚:微是指色浅淡,多见于正气虚或病邪轻;甚是指色深浓,多见于邪气盛（实证）或病势重。病色由微转甚,是病因虚致实,或病邪由轻转重;由甚转微,是病由实转虚,或病势由重转轻。

（4）散抟:散是指病色疏离,如云彻散,为病程比较短暂,邪未积聚的表现;抟是指病色壅滞、团聚,为病久不解,病情深重。病色由散变抟,为病情加重;由抟面散,为病情减轻或病邪欲解。

（5）泽夭:泽是指肤色明润有光彩,提示虽病而气血未衰,病有生机;夭是指肤色枯槁,提示精气受损。先泽后夭,多为病趋严重,病情恶化;先夭后泽,多为正气渐复,病有转机。

总之,十法是辨其色之气,而气乃色之变化,故可从总体上辨表里、阴阳、虚实、久近、成败,这就是十法的临床意义。但是在望诊时,一是要十法与五色合参,才谈得上色诊;二是要进行动态观察,才能知其变化。正如《望诊遵经·五色十法合参》所说:"病情深奥,望法精微,间有隐于此而显于彼,其病盖又有遁情焉。"所以只有气色合参和动态观察，才能获得较为正确的诊断。

74."五色主病"的入门含义

病色分为白、黄、赤、青、黑五类。中医认为，这五种病色各与特定脏腑的病变有关，从五色与五脏关系而言，一般规律是：白为肺色，黄为脾色，赤为心色，青为肝色，黑为肾色。这是不同病色反映特定脏腑病变的规律。

我国古代的中医学家通过长期大量的临床实践，发现了不同病色可以反映不同病证的客观规律，认为白、黄、赤、青、黑五种病色往往由一定性质的病证所引起。临床病证不同，病人颜面五官所呈现的颜色也各有不同。这就是古人所说的"各以其色言其病"。从病色与病证的关系而言，青黑多痛，黄赤多热，白多寒。病色既主不同的病证，又主不同的脏腑病变，对中医色诊以及辨证论治确实具有重要的指导作用。

疾病发生之后，由于具体病情有所不同，病色的显现部位也有不同。有的显现在颜面五官整体，叫作满面病色，有的只显现在颜面五官的某个特定的部位，有的显现范围较小呈点状，有的显现范围略大如片状，有的范围更大，成区域状。而且颜色显现的形状大小也随着病情变化，"方圆大小，各如其色形"。

具体表现如下：

（1）白色：主虚证、寒证、脱证。面色发白，多由气虚血少，或阳衰寒盛，气血不能上荣于面部所致。常见者有：

淡白：面色（及唇舌）淡白无华。多属血虚证或失血证。

㿠白：色白而无光泽。多属阳虚证；若㿠白虚浮，则多属阳虚水泛。

苍白：色白而面带青灰，毫无光泽。多属阳气暴脱或阴寒内盛。因阳气暴脱，血行迟滞，面部脉络血少而兼血瘀所致；若外感寒邪或阴寒内盛，寒邪凝滞，面部脉络收缩而凝涩，亦可见面色苍白。

（2）黄色：主脾虚、湿证。病人面色发黄，多由脾气亏虚，机体失养，或湿邪内蕴，脾失健运所致。

萎黄：面色黄而枯槁。多属脾胃气虚。是因脾胃虚衰，水谷精微生成不足，机体失养所致，故见面黄肌瘦而呈萎黄。

黄胖：面色黄而虚浮。属脾虚湿蕴。是因脾虚不运，水湿内停，泛溢肌肤所致。

黄疸：面目一身俱黄。其中色黄鲜明如橘皮色者，属阳黄，乃湿热为患；面黄晦暗如烟熏色者，属阴黄，乃寒湿蕴脾。

（3）赤色：主热证、戴阳证。人面见赤（红）色，多因热盛而面部脉络充盈所致。亦可见于阴寒极盛，虚阳上越的重证。

满面通红：多属实热证。每因邪热亢盛，血行加速，面部脉络、气血充盈所致，并见其他实热之征。

午后两颧潮红：多属阴虚内热证。由于阴虚阳亢，虚火上炎，故见两颧潮红。常见于肺痨等病人。

面红如妆：久病重病面色苍白，却时而泛红如胭脂妆，游移不定者，属戴阳证。此乃久病脏腑精气衰竭，阴不敛阳，虚阳上越所致。其病往往深重。

（4）青色：主寒证、痛证、气滞血瘀、惊风。病人面见青色，多由寒凝气滞，或痛则不通，或瘀血内阻，或筋脉拘急，使面部脉络血行瘀阻。

淡青或青黑：多属寒盛、痛剧。每因阴寒内盛，或痛则不通，使面部脉络拘急、气血凝滞。可见于阴寒腹痛或虚寒证兼有瘀血等病人。

面色与口唇青紫：多属心气、心阳虚衰，乃血行瘀阻或肺气闭塞，呼吸不利所致。若突见面色青灰，口唇青紫，四肢冰冷，脉微欲绝，则多为心阳暴脱、心血瘀阻之象。可见于真心痛等病人。

面色青黄：即面色青黄相间，又称苍黄。多见于肝郁脾虚、气血瘀阻之人，其胁下每有癥积痞块。

小儿眉间、鼻柱、唇周发青：多属惊风。常因邪热亢盛、消灼阴津、筋脉失濡而抽搐，面部脉络血行瘀阻则发青。可见于高热惊厥患儿。

（5）黑色：主肾虚、寒证、水饮、血瘀。面色发黑，多因肾阳虚衰，阴寒内盛，或血失温养，脉络拘急，从而使水色外露。

面黑暗淡：多属肾阳虚证。因阳虚水寒不化，血失温煦，故面色暗淡。

面黑焦干：多属阴精亏虚。因肾精久耗，阴虚火旺，虚火上炎，面部失养所致。

眼眶周围发黑：多属肾虚水饮内停或寒湿下注之带下。

面色黧黑，肌肤甲错：多由血瘀日久渐致。

75. 黄褐斑会出现什么皮肤颜色改变

通常为淡黄色、淡褐色、棕灰色、棕黑色甚至深蓝灰色的斑疹融合而成的片状色素斑。中医有五色归属五脏的藏象理论，脾主黄，肾主黑，肝主青，因此黄褐斑的发生与肝、脾、肾三脏的关系密切。

76. 淡褐色的色素斑代表什么

多代表中医里的肝郁气滞证。中医藏象理论认为肝藏血，主疏泄，司血海。肝为"将军之官"，性刚强，故欲疏泄，以柔和为顺。淡褐色斑片，多因肝气郁结、情志不随、气机不畅、气血失于调达而生斑。多见于思虑过多、心情郁闷的人，正如古籍《医宗金鉴》所说："由忧思抑郁，血弱不华，火燥结滞而生于面上，妇女多有之。"

77. 深褐色的色素斑代表什么

多代表中医里的肾阴虚证。常见于劳累过度，或者慢性病日久消耗之人。肾水亏耗，阴虚火旺，虚火上炎，水不制火，阴血日耗，致使血虚不能华面，面络瘀滞。

78. 青黑色的色素斑代表什么

多代表中医里的肾阳不足证。常见于先天不足，或后天肾精劳损的人。肾的元阳亏虚，阳气不足，阴寒内盛，脏腑不得煦，使气血生化不足，且运行无力，滞涩不畅，出现瘀滞，而结成青黑色的色斑。

79. 淡黄色的色素斑代表什么

多代表中医里的脾失健运证。常见于食欲不佳、饮食无味、大便糖稀的人。脾为后天之本，气血生化之源，脾主中气而统血。由于劳倦过度、思虑伤脾，或饮食失养，伤及脾胃，脾失健运，则水谷精微不能上输，气血生化乏源，肌肤失养而出现颜面部淡黄色的色斑。

80. 面色黧黑是什么意思

面部均匀地显露晦黑的病色称为面色黧黑，亦称面色黑。此色多为阳气不足，寒湿太盛，或血运不畅，瘀血阻滞所致。《灵枢·五色》篇曰："五色命脏……黑为肾。"《证治准绳·察色要略》曰："黑色属水，主寒，主痛，乃足少阴肾经之色也。"由此可见黑为肾色，与寒水之邪关系密切。多见于黄褐斑、艾迪生病、皮肤黑变病及内科慢性疾病等。

81. 面色晦暗是什么意思

面色晦暗多由于体质虚弱而感受寒邪较重，或久病耗损脾肾之阳气，或久泻不止，损伤脾肾之阳，或其他脏腑的亏虚，累及脾肾两脏等引起。脾虚阳气不足，多引起大肠功能失调，表现为或腹泻或便秘。吸收不良综合征、溃疡性结肠炎、习惯性便秘常出现或伴有此症。其常见于慢性肠胃炎、慢性肾炎、慢性肾功能衰竭等疾病。

82. 面色无华是什么意思

面色无华多属血虚证。血化生于脾胃腐熟运化的水谷精微和肾精，在气的推动和固摄下，运行不息，营养和滋润全身。若脾胃虚弱，纳食减少，水谷精微不足以生血，或肾气衰弱，阴精不足以化血，或热病伤阴耗血，或久吐久泻损伤阴津，或劳倦内伤，思虑过度暗耗阴血，或失血过多等，形成血虚证。见于贫血及某些肺病患者。

第三章　黄褐斑的临证辨析

——表现各异需慎重

一、巧辨分型助祛斑

83. 为什么中医讲求辨证为先

中医治病要求辨证论治，辨证论治是中医认识疾病和治疗疾病的基本原则，是中医学对疾病的一种特殊的研究和处理方法，包括辨证和论治两个过程。辨证即是认证识证的过程。证是对机体在疾病发展过程中某一阶段病理反映的概括，包括病变的部位、原因、性质以及邪正关系，反映这一阶段病理变化的本质。因而，证比症状更全面、更深刻、更正确地揭示疾病的本质。所谓辨证，就是根据四诊所收集的资料，通过分析、综合，辨清疾病的病因、性质、部位，以及邪正之间的关系，概括、判断为某种性质的证。论治又称施治，是根据辨证的结果，确定相应的治疗方法。辨证和论治是诊治疾病过程中相互联系不可分离的两部分。辨证是决定治疗的前提和依据，论治是治疗的手段和方法。通过论治的效果可以检验辨证的正确与否。辨证论治是认识疾病和解决疾病的过程，是理论与实践相结合的体现，是理法方药在临床上的具体运用，是指导中医临床工作的基本原则。

84. 如何理解辨病辨证相互参

中医临床认识和治疗疾病，要本着辨病与辨证相结合的原则，既要认清得的是什么"病"，这样有助于从整体上把握疾病的发展变化规律，更要辨清是什么"证"，通过辨证而进一步认识、治疗疾病。

85. 肝郁气滞的黄褐斑有哪些表现

肝郁气滞的黄褐斑一般表现为：皮疹为浅褐色至深褐色斑片，或略带青蓝，边缘不整，大小不一，呈地图或蝴蝶状分布，大都在眼周、颜面，兼有心烦，急躁易怒，胸胁胀满，喜太息，自觉情志抑郁，经前乳房胀痛，月经不调等。

临床病例：开春后的某个下午，门诊来了个中年女性患者，愁眉紧锁，双颊色斑。她告诉医生她是来看脸上色斑的，已经一年多了，那时她老公有了外遇，两个人闹离婚，天天吵架生气，渐渐的脸上的色斑逐渐多了起来，人也变得情绪化，经常发脾气，口苦，月经也不规律了，来月经时乳房胀痛得厉害，色斑加重。现在生活逐渐恢复正常了，想来看一看。医生根据她的情况，告诉她得的是黄褐斑，中医叫"黧黑斑"，女性多发，跟她家中变故、长期生气抑郁有很大关系。具体来讲，生气导致肝郁，肝郁而气滞，气滞而血瘀，瘀血阻于面部就形成了色斑。医生给她开了一些疏肝解郁、调理气血的药，并且建议她要调畅情绪，不能经常生气，可以多出去旅游，培养一些兴趣爱好等。患者经过治疗后，色斑明显变淡，心情也好了很多。

86. 脾虚湿蕴的黄褐斑有哪些表现

脾虚湿蕴的黄褐斑一般表现为：斑色晦暗，如有水色，如蒙灰尘，伴有乏力，纳呆，食后腹胀，头昏嗜睡，月经量少色淡，白带偏多等。

临床病例：一天下午，来了一位中年女性患者，她个子不高，挺胖的，但穿着很得体。刚一进门，医生就注意到她脸上长了色斑，而且脸色不好，有些萎黄。所谓萎黄就是那种没有光彩的黄色，这一般是脾虚体质的表现。她确实是来看她脸上色斑的，她告诉医生，她平时工作十分劳累，经常熬夜，三餐也不规律，经常不按时吃饭。一年多来脸上开始起色斑，最近几个月工作紧张，色斑明显加重，而且脸色也差，人也没精神，整天昏昏欲睡，吃饭也没食欲，稍微吃一点就腹胀，经常拉肚子。医生根据她叙述的病情和具体皮肤情况，告诉她得了黄褐斑，是由于脾虚湿蕴导致的。她本身就有些胖，中医讲"肥人多痰湿"，本身就是脾虚的体质，加之长期的思虑劳作、不正常的饮食和休息，导致脾虚进一步加重。中医认为脾是主管消化和吸收的器官，脾的功能好，就能产生营养，脾的功能不好就不仅营养差，还会产生垃圾，也就是湿邪。营养差就会没精神、脸色差、月经量少；垃圾在体内堆积，在脸上就会表现出色斑。而且湿邪多了还会导致大便不成形，白带增多。患者觉得这跟她的情况很符合，就接受了医生的建议，用健脾利湿的中药治疗，并且自己也从工作、生活起居上面加以调整，劳逸结合，保证充足的睡眠，规律饮食，少吃凉的、甜的，适度吃些富含维生素 C 的水果，如猕猴桃、橘子、柚子等。经过整体调理，患者的病情得到了明显的改善。

87. 冲任失调的黄褐斑有哪些表现

冲任失调的黄褐斑一般表现为：斑色暗黄，经期伴有头晕耳鸣，腰膝酸软，或双乳胀满，月经不调，月经暗红有血块等。

临床病例：这个患者是个大学生，脸上长好多色斑，非常苦恼。她告诉医生，她一直月经不好，经常不规律，量大血块多，痛经也挺明显的，一着凉或吃冷饮就更厉害，时间久了，头脑也不清醒了，经常有头晕心慌，失眠健忘。医生根据她的情况，告诉她得的是黄褐斑，和月经不调有很大关系。由于经常贪凉饮冷，导致月经不规律，痛经血块明显，中医叫冲任失调，而冲脉与阳明经脉关系密切，阳明经脉上行于面部，因此，月经失调，脸上就易长斑。医生给这位患者进行了调理冲任的中药治疗，患者面部的色斑和月经情况有了明显的好转。

88. 气滞血瘀的黄褐斑有哪些表现

气滞血瘀的黄褐斑一般表现为：斑色灰褐或黑褐，伴有慢性肝病，或月经色暗有血块，或痛经等。

临床病例：某天下午，门诊来了个年轻的女病人，脸上却长满色斑，不仅颧部、额部，连上唇都有。她告诉医生她半年前意外怀孕，做了人工流产后就逐渐起色斑，而且月经一直恢复得不好，血块多，痛经比较明显，有时还有肢体麻木，手足也发凉，所以想来看看。医生根据她的病情，诊断她得的是黄褐斑，和妇科问题有很大关系。流产后，子宫会受到伤害，瘀血阻滞于胞宫，经络不通，就会出现痛经、血块多。血瘀就会导致气机不畅，肢体末端血液循环不好，所以出现手足发凉、肢体麻木。瘀血阻滞，气血不能上行，濡养面部皮肤，所以出现色斑。医生根据她的具体症状，开了行气活血化瘀的中药，经过一段时间的调理，患者的色斑明显减轻，月经不调的情况也得到了改善。

89. 肾阴亏虚的黄褐斑有哪些表现

肾阴亏虚的黄褐斑一般表现为：颜面黧黑斑片，状如尘染，伴五心烦热，头晕耳鸣，腰膝酸软，遗精，不孕。

临床病例：这天门诊来了个中年女性，有些没精神，脸上满是色斑。她说这两年她更年期了，月经不正常，脸上也开始起斑，人精神也不好，经常头晕耳鸣，腰膝酸软，盗汗明显，手足心热。医生根据她的病情，告诉她得的是黄褐斑。更年期长斑，多与肾阴亏虚有关，也就是老百姓常说的"肾虚"。这是因为更年期时，体内的激素水平急剧下降，肝肾阴虚明显，以至于虚火上炎，灼伤脉络，血溢脉外而成瘀斑。医生根据她的症状，给她开了滋养肝肾的药物，经过调理后，患者的色斑明显减轻，精神状态也有了明显的改善。

二、去伪存真心自明

90. 黄褐斑的典型表现

朋友们怎么能认识或分清黄褐斑呢？大家可以从这几个方面来认识黄褐斑。我们可以从出现皮疹的分布部位、皮疹外观形态和皮疹表现颜色几个部分来逐一分析。从分布部位来讲，多位于面颊部，黄褐斑典型的分布位于颧骨的突出部和前额，可累及眉弓、眼周、鼻背、鼻翼及上唇、下颏等部位，一般不发生在眼睑和口腔黏膜。从外观形态上讲，其损害多为形状不一的斑片，或圆形，或条形，或呈蝴蝶形。从表现颜色上讲，黄褐斑多为淡黄褐色、暗褐色或深咖啡色，深浅不定，色斑边缘清楚或呈弥漫性，局部无炎症及鳞屑。黄褐斑基本没有瘙痒、疼痛等主观症状。但是没有什么东西是绝对不变的，受累皮疹范围及大小会因人而异，色斑颜色深浅也可随季节、日晒及内分泌等因素而变化。

91. 黄褐斑与雀斑鉴别

雀斑也是一种非常常见的、影响到美观的皮肤病，那怎么区分黄褐斑与雀斑呢？雀斑有时可见到家族性聚集现象，即家族中同时有多个人患有雀斑。出生时一般没有表现，常首先见于 3 ～ 5 岁左右的儿童，女性居多，特别好发于青少年女性，皮损可逐步加重，表现为雀斑数目增多，颜色也加深，到成人时部分人有减轻趋势。皮损仅对称分布于曝光部位，特别是面部、手背及前臂伸侧，颈部、肩部也可发生，非暴露部位及黏膜无皮疹。损害多为直径 1 ～ 2mm 的斑疹，针头至米粒大小，圆形、椭圆形或不规则形，大小不一，数目不定，从稀疏的几个到密集成群的数百个均可发生，孤立而不融合。皮损颜色随曝光程度不同而变化，有淡褐色至棕褐色，但不会出现黑色，在同一患者中可以有不同颜色的皮损，但每一个皮损的色泽是一致的。皮疹夏季明显，冬季变淡或消失。

黄褐斑好发于青年至中年女性，雀斑则从儿童至青少年好发病；黄褐斑表现为形状不一的斑片，雀斑为数目不定、孤立而不融合的丘疹；黄褐斑皮疹在孕期、口服避孕药时及休息、精神欠佳时可受影响，雀斑则为夏季明显、冬季减轻，与精神情绪、药物、怀孕等无明显关系。大家可以从以上介绍中简单了解雀斑和黄褐斑，由此加以区分。

92. 黄褐斑与老年斑鉴别

很多年龄偏大的朋友，特别是绝经期后的女性朋友，脸上长出色斑，那是什么呢？是黄褐斑还是老年斑，又怎么加以区分呢？老年斑医学名称为脂溢性角化，常发于 40 岁以上人群，因为该病老年患者比例大，所以俗称老年斑。此病男女均发，皮疹单发或多发，边界清楚，为斑片、丘疹、疣状甚至斑块，颜色一般为淡褐色，有时也表现为蜡黄色或棕黑色，但在同一皮疹内也可表现出不同颜色。皮疹初起一般为斑疹，后演变为丘疹或疣状，毛囊角栓、天鹅绒状表面、黏着性外观和（或）

角化过度的鳞屑是其特点。皮损大小不一,一般直径为 1cm,偶尔超过 5cm。一般无自觉症状,外伤或感染后,可出现触痛、瘙痒,伴红肿、结痂。脂溢性角化可以发生于除口腔黏膜、手掌及足底外的任何部位,但以暴露部位为多,如面部、上肢、手背。

黄褐斑皮疹为斑片,老年斑皮疹还可表现为丘疹、疣状甚至斑块;黄褐斑多发生于面部,老年斑可发生于除口腔黏膜、手掌及足底外的任何部位。

怎么样,大家可以做简单地判断了吧。当然,最好还是要到正规医院找专科医师来分析、诊断,才能保证最后的正确结论。

93. 黄褐斑与黑变病鉴别

有一种病叫作黑变病,怎么和黄褐斑区分呢?黑变病好发于前额、颧部、颈部及耳后,也可累及躯干及四肢,初起面部发红瘙痒,有时略呈网状,境界不清,色斑边界与正常皮肤境界不明显,色素斑上覆以薄层粉状鳞屑,可伴有皮肤轻度发红及瘙痒,继之色素沉着,逐渐扩展,也可见毛囊角化。有学者认为此病的病因可能系战争时期劣质食品中的毒性物质引起,饥饿、营养不良、维生素缺乏,特别是 B 族维生素缺乏与此病有关,在去除病因后,皮肤色素沉着及角化过度可逐渐消退。现在最常见的引起因素为长期应用劣质化妆品。

黄褐斑起病前无发红瘙痒,边界清晰,另外黄褐斑与黑变病在诱发因素上有较明显差异。

还是那句话,真正想明确区分两者,还是交给正规医院的专科医师吧。

94. 黄褐斑与 Addison 鉴别

Addison 病是什么病，和黄褐斑怎么区分？ Addison 病是由于肾上腺皮质激素分泌不足所致的一类全身性疾病，色素沉着常是最早的表现，出现在暴露部位，如面部、颈部、手背等，及容易受压或摩擦的部位，如肘部、腰部四肢屈侧，另外口腔黏膜、眼睑、掌纹、乳晕和指（趾）甲也常出现，表现为弥漫性青黑色或棕褐色斑片。除色素异常外，多伴有全身症状。如全身疲乏无力，初起经休息尚可恢复，加重后在休息时也有乏力感，无法坚持工作；消化道症状有食欲不振、恶心、呕吐、腹痛等；体重明显下降；血压常在正常低限，重者低于正常，并有直立性低血压；女性患者中闭经和月经紊乱常见。

黄褐斑发病多表现于面部，Addison 病还发生于受压或摩擦的部位，并且伴有全身症状，而黄褐斑仅表现色素异常。

这个比较少见的病，大家了解也就可以了。

95. 黄褐斑与太田痣鉴别

还有一种情况，可能很多人见到过，叫作太田痣，比较专业的名称是眼上腭部褐青色痣、眼皮肤黑色素细胞增生病，是波及巩膜及同侧面部沿三叉神经眼、上颌支走行部位的灰蓝色斑片损害，约 2/3 患者出生时即有眼部损害，皮肤损害可在 10 多年后才出现。最常见于一侧面部的眼眶周围、颧部、鼻部、前额和颞部，约数厘米大小灰蓝色、青灰色、灰褐色、黑色或紫色斑片，颜色不均匀，呈斑点状或网状，界限不清楚，色斑颜色可随年龄增长而加深，约 2/3 患者同侧巩膜有蓝染或褐色斑点，有时睑结膜、角膜也有色素斑。

黄褐斑多发病于颜面双侧，眼部不受累及，由此可以与太田痣相区分。

96. 黄褐斑与颧部褐青色痣鉴别

颧部褐青色痣发病较晚，多发生在 25 ～ 45 岁，女性多于男性。对称分布于颧部、颞部，少数可及眼眶、鼻翼、前额，为圆形、椭圆形或不规则形，边界比较清楚，粟粒至黄豆大小，为孤立不融合的蓝棕褐色、黑灰色或黑褐色斑点，数目不等，数个至数十个。

黄褐斑为融合性斑片，颧部褐青色痣的皮损孤立不融合，二者在分布及颜色方面也有不同。

第四章　黄褐斑的综合调理

——中西合璧建奇功

一、西医褪斑抑色素，内外有别法相同

97. 皮肤抗衰老剂抑黑色素

首先我们要了解一下什么是皮肤的衰老。皮肤的衰老表现为皮肤出现不规则性色斑，皱纹加深加粗，皮肤变得松弛、粗糙，毛细血管扩张，出现皮革样外观，主要发生在面部、颈脖和前臂等暴露部位。

那么皮肤为什么会出现衰老呢？人体皮肤的老化分为自然老化和外源性老化。自然老化也称内源性老化，指人体各器官因年龄增长而出现功能衰退，皮肤作为人体最大的器官必然会出现这种老化。外源性皮肤老化主要是环境因素如高温、吸烟、日光、风吹或接触化学物质等引起的，而日光中紫外线辐射是引起外源性皮肤老化最主要的原因，故又将之称为皮肤光老化。皮肤的自然老化使皮肤对紫外线的防御能力降低，加速发生光老化，而光老化又加剧皮肤的自然老化，二者是相互促进的。可以说皮肤老化是自然老化和光老化共同作用的结果。

是什么物质导致皮肤的老化呢？答案是氧自由基。氧自由基在皮肤老化的发生与发展过程中具有重要的作用。由于自然

与外界环境（特别是紫外线）的原因，皮肤组织细胞内氧自由基增多，使皮肤组织的抗氧化系统受到破坏，皮肤组织的抗氧化能力下降，其结果为皮肤组织细胞结构发生改变，从而引起皮肤老化和受损。因此，抗氧化剂就成为预防和治疗皮肤老化的重要手段，也是其他许多化合物达到抗皮肤老化作用的重要物质。

哪些物质属于抗氧化物质？人体皮肤具有对抗氧自由基的抗氧化防御系统，包括多种抗氧化物质，比如维生素 C、维生素 E、谷胱甘肽等。应用这些抗氧化剂可修复人体皮肤组织的抗氧化系统，通过局部和系统用药，从而对因皮肤老化所产生的色斑等发挥治疗和预防作用。

但是，没有一种方法或药物可以停止老化，目前一切都是尽可能地预防和延缓，千万不要轻信虚假宣传，更不要上当受骗。爱美之心人皆有之，永葆青春需科学指导。

98. 维生素 C 褪黑色素治色斑

很多朋友都知道维生素 C，也都在应用，但为什么应用，维生素 C 又有哪些作用呢？维生素 C 能影响酪氨酸酶的活性，酪氨酸酶是参与黑色素生成的生化反应中的主要物质，其是酪氨酸转变为黑色素的催化剂及黑色素生成过程的主要限速酶，在黑色素的生成中有至关重要的作用。维生素 C 同时能阻止多巴醌氧化成多巴色素而还原成多巴，能使颜色较深的氧化型色素还原为颜色较浅的还原性色素。所以维生素 C 有治疗色斑或皮肤增白的效果。

同时，维生素 C 又是具有对抗氧自由基功能的抗氧化物，能够预防和治疗皮肤的外源性老化，所以可以消减因皮肤老化而产生的色斑。

所以维生素 C 真是个好东西，可以给它点个赞。

99. 大量应用维生素 C 有弊端

维生素 C 那么好，是不是就多多益善呢？维生素 C 可以从多种途径影响黑色素生成，又可以对抗氧自由基减少色斑的形成，所以维生素 C 可以成为诱发、加重或直接造成色素减退性疾病的重要因素，比如引起色素减退性疾病中最常见、发病率最高的一种——白癜风。因此可以说，白癜风病人不适合使用，或应当谨慎使用含有大量或过量维生素 C 成分的药物，甚至食物。局部小剂量的外用含维生素 C 的物品，应当视具体情况酌情应用。或者对白癜风患者而言，在正规医疗机构的专业医师指导下应用维生素 C 类药物，才是相对安全的。

怎么样，请大家记住一句话：过犹不及。请牢牢记住，大量应用维生素 C 还是有弊端的。

100. 静脉用药慎选择

常用静脉用药主要是指维生素 C，如前面所说，维生素 C 虽然可以从多种途径影响黑色素，产生减轻黑色素的作用，但系统用药，包括口服及静脉给药，特别是静脉途径，易出现较明显的不良反应，即可能诱发、加重或直接造成色素减退性疾病发生，或者是因为系统用药，使得原有药物的不良反应症状明显、程度加重。所以，在临床治疗黄褐斑中较少选择静脉输入维生素 C，需谨慎应用。

大家知道了吧，并不是挂上水、输上液，就安全了，越是静脉用药，吸收越充分，利用度也越大，发生危险的概率也最大。

101. 联合维生素 E 功效著

和维生素 C 一样知名的是维生素 E，那它又是什么呢？维生素 E 同维生素 C 一样，也具有抗氧化功能，同时它又能扩张血管改善周围循环，尤其是面部的血液循环，所以可以促进组织的代谢，从而提高药物的利用度。因此在治疗上，维生素 E和维生素 C 联合应用，可对治疗皮肤色斑、促进皮肤的抗衰老发挥更多的作用，从而达到更好的疗效。

102. 谷胱甘肽是什么

谷胱甘肽是什么，有人听说过吗，它可很厉害的，能防衰老，减少色素生成和促进色素减退。谷胱甘肽广泛分布于人体组织，是人类细胞中自然合成的一种含巯基低分子活性三肽，属于含有巯基的小分子肽类物质，是细胞内重要的调节代谢物质，能以非酶促反应形式直接结合亲电子基、氧自由基等毒性物质，从而加速自由基的排泄，达到清除体内自由基的作用。同时，谷胱甘肽可作为谷胱甘肽氧化物酶催化反应的底物，起到抗氧化作用。谷胱甘肽可以抑制酪氨酸酶活性，还可以抑制酪氨酸酶向前黑色素小体转移从而抑制黑色素小体形成，减少黑色素合成并加快其分解。可以说，谷胱甘肽有着多重功效，既可以抗氧化、防衰老，又可以减少色素生成和促进色素减退。

103. 外用脱色重氢醌

前面已经多次提到，酪氨酸酶是参加黑色素生成的生化反应中的主要物质，而氢醌的药理作用就是阻断酪氨酸酶催化酪氨酸转变成二羟基苯丙氨酸的过程，从而控制黑色素的生物合成；同时，氢醌又能阻止 DNA 及 RNA 的合成，选择性破坏黑色素小体及黑色素细胞，所以氢醌是一种很好的脱色物质，目前市面上多种常用治疗黄褐斑的外用药均含有氢醌。但同时需要注意，也有报道指出，极少部分应用者会出现永久褪色，或者长期使用会引起外源性色素斑。所以还是要注意，没有绝对安全的药物，任何东西应用后都有可能产生副作用，目前这些都还是不可知的。

104. 维A酸外用需谨慎

还有一种常用祛色素药物叫维A酸，不知道大家听说过它的大名没有。维A酸可以抑制酪氨酸酶的活性，抑制细胞黑色素形成，并且抑制黑色素颗粒向角质形成细胞输送，促进含有较多黑色素颗粒的表皮（尤其角质层）剥脱，加速表皮的更替。因此维A酸具有减轻皮肤色素的功效，但同时因为其可以促进表皮（尤其是角质层）剥脱、加速表皮的更替，故在应用于角质层较薄的面部时，容易出现刺激症状，如产生红斑、脱屑、瘙痒、灼热等，甚至出现较严重的过敏性皮炎。所以在选择应用时应格外谨慎，以尽可能减少或避免出现副作用。

105. 果酸加速皮肤更新

果酸是常用的外用化学剥脱剂，有加速皮肤更替作用。化学剥脱根据渗透深度分为3类，浅度为表皮内脱皮，中度为脱皮深达真皮乳头，深度为脱皮深达网状真皮。果酸属于浅度剥脱剂。一般认为低浓度果酸的作用机理是通过干扰细胞表面的结合力来降低角质细胞的粘连性，促进表皮最底层的角质层松解，减少黑色素颗粒沉积；而高浓度果酸则可使表皮松解完全从真皮上剥脱下来。同时又有研究表明，果酸可以直接抑制酪氨酸酶活性从而减少黑色素的形成。所以，果酸也是临床常用治疗黄褐斑及其他色斑常用的外用物质，多种外用药物中均含有其成分。

二、中医治斑调脏腑，气血并治效显著

106. 肝郁气滞的黄褐斑怎么治疗

肝郁气滞证黄褐斑的主要表现为：颜面部黄褐色斑片，边

缘较清，多见于面颊及眼周；伴随月经不调，月经前斑色加深，经后则变淡，乳房或胁部作胀，郁闷不舒，或烦躁易怒，纳少，小腹胀；舌质淡，苔薄白，脉弦滑。

口服中药治疗，以舒肝解郁、活血消斑立法，常选用逍遥散加减。

107. 脾虚湿蕴的黄褐斑怎么治疗

脾虚湿蕴证黄褐斑的主要表现为：颜面淡褐色斑片；伴随神疲乏力，腹胀，纳少，或宿有痰饮内停，或带下清稀；舌质淡，舌体微胖，边有齿痕，苔白腻，脉缓。

口服中药治疗，以健脾化湿、活血悦色立法，常选用归脾汤加减。

108. 肾阴亏虚的黄褐斑怎么治疗

肾阴亏虚证黄褐斑的主要表现为：颜面黧黑斑片，状如尘染；伴随五心烦热，头晕耳鸣，腰膝酸软，遗精，不孕等；舌质红，少苔，脉细数。

口服中药治疗，以滋养肾阴、化瘀祛斑立法，常选用归肾丸加减。

109. 冲任不调的黄褐斑怎么治疗

冲任不调证的黄褐斑主要表现为：斑色暗黄，经期伴有头晕耳鸣，腰膝酸软，或双乳胀满，月经不调，月经暗红有血块等；舌质红，少苔，脉细。

口服中药治疗，以滋养肝肾、调和冲任立法，常选用六味地黄加减。

110. 气滞血瘀的黄褐斑怎么治疗

气滞血瘀证的黄褐斑主要表现为：颜面部深褐色斑片，边缘清晰；伴随月经量少或正常，有血块，经前乳房、小腹胀痛，经停或经后诸症渐消；舌质紫暗或有瘀斑，苔薄白，脉弦涩或细涩。

口服中药治疗，以行气活血、化瘀消斑立法。常选用桃红四物汤加减。

111. 气血不足的补益策略

对于气血不足的黄褐斑患者，在治疗上要注意以下方面：

（1）不宜纯补　补剂为虚证而设，但疾病属纯虚者绝少，无论邪盛抑或正虚，总有病邪为害，方能导致疾病，使用补法时，当区别轻重缓急，大多不宜纯补。古人在使用补法时，这一点表现得非常明显，在组方时十分突出这一特点。如补中益气汤，此为气血不足补益之基本方，堪称经典。组方中，除以人参、黄芪、白术、甘草补益生化外，还佐以陈皮理气、当归养血行血，升麻、柴胡除了用以升阳之外，尚有散邪之功。当然，古方之中亦不乏纯补之剂，但多是救急时暂用，不适合长期服用。所以在应用补益时，需结合症状，配合行气、活血等方面综合考虑。

（2）注意药性，勿过滞、过腻、过燥　补益药物多性温热，久用、多用易生热，易瘀滞，易伤阴。使用补益药物及方剂时，需注意药性，切忌呆滞。人身气机调顺，血行畅旺，则自然无病，气血虚弱患者，其病或兼气滞，或兼血瘀，若此时再以大量补气之药壅塞气机，则会导致气机升降出入更加不利。又有如血虚者，多血枯血瘀，若一味使用温润滋腻之补血药，则会加重血行黏滞，使瘀阻更甚。补益药物多性温热，久用或过量应用易伤阴耗液，临证需注意防止伤阴至燥。

（3）气血阴阳不宜偏补　人体阴阳互根，气血相生，所以补阳配阴、补阴配阳、补血行气、补气理血等法，是补剂使用中的常法。如肾气丸为温补肾阳的常用方剂，由补阴的地黄丸加有热性的桂枝、附子而成；四物汤为常用的补血方剂，其中川芎气味雄悍，为血中之气药，组方时加用奏益气行血、以气生血之功。

（4）补益药物不宜常服　人体阴阳平匀，气血调和。如若脏腑功能失调，气血阴阳出现偏盛偏衰，则可为病。一旦恢复正常，则无须服药，过度用药反而会打破本身的平衡而导致新的紊乱。同时药物正因为其性偏，所以才能够救偏，继续用偏性的药物必然会导致原有平衡发生改变。

结合治疗黄褐斑，如冲任不调证，选择用药就需要结合患者个体情况，把握好气血阴阳平衡，在补益气血时配合调畅气机、补血行血。

112. 虚实夹杂的调理原则

（1）补中有泻　补中寓泻法主要适用于虚中夹实证或虚实夹杂证中正虚为首要病机时。单纯补虚易于助邪或恋邪，而且实邪不去也易于伤正，因此治疗虚中夹实证时往往要补虚不忘祛邪；以补为主，如是则补而无留邪或助邪之弊。

（2）泻中有补　主要用于虚实夹杂实多而虚少，以邪气盛为主要病机之病证。仲景治疗此类病证常以祛邪为主，兼顾扶正。但某些虚实夹杂以虚为主，如果正气尚能耐受，而内结之有形实邪不去则难补之时，仲景也采用以泻为主，泻中寓补的治法。

（3）补泻并重　治疗虚实杂糅、虚实并重的证候时，如果虚实杂糅、互为因果（即因虚致实和因实致虚互为因果），且虚实对比大致相等，此时补泻并重是其常法。

（4）专补专泻　补泻合用是治疗虚实夹杂证候的常用治法，但若是性命攸关、病情急重之虚实夹杂证候，大虚大实，攻补两难，此时若虚实兼顾，往往会相互掣肘，延误病机。在这种危急关头，不需再循法补泻合用，而是要抓住最危急的关键病机，大胆专泻专补，待危过后，再依证施治。虚实夹杂证候如果邪实为主且病势急重，急需祛邪泻实为先，以泻实为先；专补虚实夹杂证候如果正虚为主且病势急重，急需扶正补虚时，则专于补虚为先。

结合黄褐斑的治疗，如瘀血阻滞证，活血去实证瘀血，同时要考虑到黄褐斑本病的虚实属性，结合补血养血，才能更好地发挥活血行血的作用。

113. 上热下寒的平衡对策

上热下寒产生的主要机制是：气机逆乱，肝气、血和肾阴失于滋养、濡润，气为阳，血为阴，阴不恋阳，水不涵木，气火上逆，独亢于上，阴血不能上济以滋柔，气火应降而反上逆，属于气血不能相互为用，阴不升阳不降的气血逆乱。本证上热为标，下寒为本，上热又因为气血双亏。平衡本证以温下寒为主，阴液不足，只温下寒，则易阳亢化火，耗伤阴血，故应补阴、坚阴、滋阴；上热不除，又恐气火逆乱，伤及肾水，则应清其上热。故如用药，其意应在于温下寒，清上热，滋阴血，既要气血阴阳双调，又需平顺逆乱气机，恢复升降失衡的气血。

结合黄褐斑的治疗，如肝气郁滞证，肝气郁结、逆乱上冲表现为上热，而同时又有气血亏虚之下寒表现，治疗需平衡寒热、交通气血，以达平衡之目的。

三、单味中药有奇效，祛斑养颜抗衰老

114. 人参——虚劳内伤第一药

人参因外形形似人体而得名，古人又称其为黄参、神草、

地精，为百草之王，是闻名遐迩的"东北三宝"之一。本品味甘，微苦，性温，入脾、肺经，具有大补元气，固脱生津，安神益智，润肤驻颜，生发乌发之功。对于黄褐斑颜色为淡黄，并伴有疲劳乏力，轻微活动就大量出汗的患者有较好的疗效。经常有女性朋友在产后或者长期加班工作后面部出现淡黄色的色斑，这些都是气血亏虚所致，《神农本草经》记载人参有"补五脏、安精神、定魂魄、止惊悸、除邪气、明目开心益智"的功效，在临床使用中与丹参、红花、当归等活血化瘀药物配合内服使用，可达到很好的去除色素沉着、养颜祛斑的作用。同时也可以将新鲜人参捣成泥状后外敷黄褐斑处。内服一般使用3～10克，水煎服或泡水代茶。现代研究发现，人参中含有13种以上皂苷，还有多种氨基酸、糖类、黄酮类等无机物质，具有增强免疫、抗氧化的作用，故可改善体质和气色，预防和减少色素沉着，对皮肤有保湿作用。人参的浸出液可以被皮肤缓慢吸收，对皮肤没有不良刺激，能扩张皮肤的毛细血管，促进皮肤血液循环，增强皮肤营养，防止皮肤脱水、硬化，增强皮肤的弹性，防止过早衰老，并可减弱太阳辐射对皮肤的伤害。人参中的皂苷能直接进入头发纤维内部，增加头发的营养，提高头发的韧性，从而减少断发和脱发。如果您最近总是感觉疲惫不堪，甚至气短心悸，脸上的黄褐斑越来越多，不妨就用人参来大补一下吧。

115. 白术——补脾燥湿安胎妙

白术因其外形白而肥大得名，其味甘、苦，性微温，入脾胃经，能补脾益胃，燥湿利水，和中、驻颜、祛斑，使肌肤致密，丰满无皱纹。《药性赋》称白术能"主面光悦，驻颜去䵟"。有些朋友很困惑，为什么自己总是在鼻背上长有很多难看的黄褐斑，并且时常感到食欲不佳，食后腹胀，女性朋友则月经量少色淡，白带偏多，这些症状多提示您可能因为长期饮食辛辣油腻或者外感风湿邪气而出现了脾虚湿蕴的证候。我们知道，脾喜燥而恶湿，白术可健脾燥湿，同时因其香气袭人，穿透力强，既能畅通气血，又能润肌肤、去黑气，用之常获佳效。现代药理研究发现白术富含苍术醇、苍术酮和维生素 A 等物质，能促进皮肤细胞新陈代谢，促使黑色素排除。同时具有滋补强壮、抗凝血、利尿和降低血糖等功能，久服可以悦泽容颜，延缓衰老。内服一般使用 6 ～ 12 克，水煎服。白术外用治疗黄褐斑也很有效，下面为您介绍一种方法，大家不妨试试吧：取白术、米醋适量，放入锅中用小火熬制沸腾，冷却后用纱布过滤去药渣，汁液留用，清洁面部后，蘸取药液敷于脸部，约 20 分钟后用清水洗净即可。

116. 白茯苓——健脾利湿宜脾虚

茯苓是有名的中药材，被誉为"仙药之上品、除湿之圣药"。本品味甘、淡，性寒，归心、脾、肾经，具有利水渗湿、健脾、安神的功效。其对于黄褐斑伴有肢体困倦，面色萎黄，口唇色淡，形体瘦弱，食少便溏，心悸失眠，眼圈发黑，记忆力下降的朋友有较好的疗效。苏颂《本草图经》把茯苓列为名贵滋补品，常做药膳使用，味美爽口，养颜益寿。茯苓健脾有助于气血的生化，为全身各脏腑组织器官提供更多的养分，从而减缓器官功能减退和容颜的衰老。现代研究发现茯苓富含 β - 茯苓聚糖、三萜类化合物、蛋白质及钾、钠、镁、磷等成分。具有增强机体免疫功能、镇静、保肝等功能，常服茯苓可健脾强身，镇静安神。用茯苓提取液配置的化妆品能使皮肤有光滑、爽快感，并使皮肤细腻、光艳、富有弹性，特别适用于中老年女性。

内服一般使用 10 ～ 15 克，水煎服。外用可以将白茯苓研成极细的粉末，用白蜂蜜调成膏状。睡前用此膏敷面，30 分钟后洗净，每日一次。对于伴有心悸失眠、记忆力下降的黄褐斑朋友，茯苓会是非常好的选择。

117. 白蜜——补虚驻颜营养好

白蜜是一味药食同源的中药，其口感颇佳。味甘，性平，归肺、脾、大肠经。具有滋养补中、润燥、解毒、止痛的功效。《神农本草经》中把蜂蜜列为上品，称其"久服，强志轻身，不饥不老，延年神仙"，非常适于黄褐斑伴有头晕乏力、大便干燥的朋友。我们知道，肺与大肠相表里，肺气不宣则面生暗斑，很多朋友苦于大便干燥或者数日不排便，这些朋友的黄褐斑属于阴虚肠燥、脏腑失养而发为颜面部的黄褐斑，颜色为淡褐色。白蜜可润肠通便，补益肺气，还能滋阴解毒，用之可获佳效。晋代郭璞在《蜂蜜赋》中记载晋代女子直接用天然蜂蜜抹面，是理想的天然美容品，可于每日睡前用白蜂蜜适量涂敷患处，20 分钟后洗净。现代药理证实，蜂蜜中含有的三大营养素对机体有滋补强壮作用。能促进机体生长发育，提高耐缺氧、耐高温、耐疲劳能力，促进细胞再生；能兴奋造血功能，使红细胞、血红蛋白和血小板数增加；能兴奋性功能和促肾上腺皮质激素样作用；能促进损伤组织活动的再生修复，有利于创伤组织的愈合。蜂蜜不仅是滋补、益寿延年之品，更是治病之良药。大家需要注意，食用蜂蜜最好使用 40℃ 以下的温开水或凉开水稀释，不可用开水冲或高温蒸煮，因为不合理的加热会使蜂蜜中的营养物质严重破坏。

118. 薏苡仁——药食同源用途广

薏苡仁又称薏米，不仅是一味治病良药，同时也是日常生活中的一种常见食材。本品性甘、淡，微寒，归脾、胃、肺经，具有健脾渗湿、除痹止泻、清热排脓的功效，对于黄褐斑伴有脾虚泄泻、小便不利的患者疗效较佳。现代药理研究表明，薏苡仁的营养价值较高，富含的蛋白质等可以分解酵素，软化皮肤角质，使皮肤光滑，减少皱纹，白皙肌肤，故长期服用具有滋润肌肤的作用。内服一般使用 10～30 克，水煎服。薏苡仁熬粥或煮饭亦有健脾祛湿的作用，为食疗佳品，取薏苡仁、山楂肉、百合等分，煮粥，经常食用可健脾和胃、荣颜悦色。同时，薏苡仁对消除雀斑、老年斑、蝴蝶斑，治疗脱屑、痤疮、皲裂、皮肤粗糙等问题也有良好疗效。另外，它还对紫外线有吸收能力，其提炼物加入到化妆品中还可达到防晒和防紫外线的效果。如果您最近总是腹泻，小便量少，并且面部长出了难看的黄褐斑，不妨来见证一下食疗的妙用吧。

119. 当归——补血调经不可少

《本草纲目》记载："古人娶妻为嗣续也，当归调血，为女人要药，有思夫之意，故有'当归'之名。"其味甘、辛，入心、肝、脾经，有补血活血、调经止痛、润燥、滑肠之功效。外用可改善肤质，祛斑祛皱，使皮肤光泽红润，最适合女性的平时保养，故当归被历代医家推崇为补血养颜的要药。很多女性朋友月经不调，量少，痛经，这些患者的黄褐斑多是由于气血亏虚、经脉瘀阻所致，以当归养血活血可获佳效。现代药理研究发现，当归中含有大量的挥发油、维生素、有机酸、人体所需的 17 种氨基酸等多种有机成分及微量元素。其水溶液抑制酪氨酸酶活性的功能很强，因而能抑制黑色素的形成，对治疗黄褐斑、雀斑等色素性皮肤病收效良好，具有抗衰老和美容作用。将当归添加到美容霜、祛斑霜中可更好的营养皮肤，防止皮肤粗糙。当归还能促进头发生长，用当归制成护发素、洗头膏、能使头发柔软发亮，易于梳理。内服一般使用 6～12 克，水煎服。外用于黄褐斑患者取当归、白芷、丹参、紫草各 30 克，经乙醇提取，将提取液浓缩，涂于患处，每日 3 次。当归敷脸时有轻微刺激性，如果您属于敏感肤质，需慎外用。

120. 川芎——血中行气瘀自除

川芎具有"血中气药"之称，能"上行头目"，又能"中开郁结，下调经水"。本品味辛，性温，归肝、胆、心包经，具有活血行气、祛风止痛的功效。对于黄褐斑斑色灰褐或黑褐色，并伴有月经不调、头痛、身痛、胁肋胀痛的患者疗效较佳。内服一般使用 3～9 克，水煎服，常与赤芍、当归等活血药配伍使用。现代研究表明，川芎有改善头面部血压循环的作用，故能润肤养颜。并且其能扩张冠状动脉，增加脑、头面部及外周动脉血流量，具有抗血栓、降低血液黏度等作用，可促进血液循环，增加头发营养，使头发柔顺，不易变脆，还可以延缓白发生长，保持头发润滑光泽。

121. 丹参——活血化瘀癥瘕消

丹参性辛、苦，性凉，归心、肝、膀胱经，具有祛瘀止痛、活血通经、清心除烦之功能，用于月经不调、闭经痛经、症瘕积聚、胸腹刺痛、疮疡肿痛、心烦失眠等。古代医家视丹参为一味上品药，认为其活血作用大于补血作用，且能安神宁心，久服利血益气，而能消痈生肌。内服一般使用 5～15 克，水煎服。外用治疗黄褐斑可将丹参粉 20 克、白芷粉 5 克、杏仁粉 25 克混合，取 2 汤匙药粉，用蜂蜜水调匀，涂敷于患处，干燥后洗净，每周 2 次。现代研究发现，丹参具有抗炎抗菌，调节组织修复和再生，加速新陈代谢，促进伤口愈合的作用，同时丹参所含的丹参酮对痤疮杆菌高度敏感，故可以治疗痤疮、瘢痕。丹参含有丰富的维生素及微量元素锌、铜、铁等，能促进毛发黑色素的生成，亦能改善因微量元素缺乏而造成的白发、黄发、头发干燥等症。同时丹参本身为红色，熬制后红色紫草素溶于油中，可将其添加于各种化妆品，或与其他天然药物配合使用。

122. 桃仁——祛瘀活血润肠燥

桃仁味苦、甘，性平，归心、肺、肝、大肠经，具有活血化瘀、润肠通便的功效，常用于黄褐斑呈深褐色，伴随月经量少或正常，有血块，经前乳房、小腹胀痛，经停或经后诸症渐消的患者。很多朋友在外伤或手术失血后、情志不畅、体质虚弱、感受寒邪、体内阳气盛有热等情况下，人体"血"运行失调，产生瘀血，"堵"住了我们的脏腑、经络，从而出现颜面部深褐色斑片，桃仁能活血化瘀，改善体内气血"堵塞"的状态，从而恢复无瑕容颜。内服一般使用 5～10 克，水煎服。对于每日忙碌的上班族，食疗也是不错的选择。取桃仁、甜杏仁、白果仁适量，研成细粉，另取粳米洗净，放入砂锅，加入药粉和适量水，旺火煮沸，打入鸡蛋 1 枚，改用文火煨粥。粥成时加入少量白糖调匀，每日餐前服用，效果较佳。现代研究表明，桃仁含有苦杏仁苷、苦杏仁酶、乳糖酶、尿囊素酶、维生素 B_1，并含有大量脂肪酸、挥发油等。具有扩张脑血管及外周血管以及抗炎、润肠通便的作用，还可防止血栓形成。对于瘀血内阻而表现为皮肤干裂、皱纹、黄褐斑、皮肤瘙痒、酒渣鼻等损美性疾病均有良好的疗效。

123. 红花——活血通经散瘀滞

红花味辛、性温，归心、肝经，具有活血化瘀、通经的功效，对于黄褐斑伴有闭经、痛经、产后瘀滞腹痛等属血瘀者，效果较佳。因其色红，外用可增加面色之红艳。内服一般使用3～10克，多配合川芎、桃仁、柴胡、香附、当归等使用。现代研究表明，红花含有红花苷、红花黄花素等成分，具有扩血管、抗凝血和抗血栓形成的作用，同时还能降低血清中胆固醇及甘油三酯等水平，所以有较好的美容保健功效。如果女性朋友月经期经常出现痛经，月经量少，面色黯淡无光泽，尝试用红花泡水饮用，可以使您月经调畅，面色红润光洁。

124. 益母草——妇科经产常用药

益母草，顾名思义是对母亲、女性有益的草药，又名"坤草"，因其生长芜盛繁茂，故又称"茺蔚"。其味辛、苦，性凉，归心、肝、膀胱经，具有活血通经、利水消肿的功效，对于女性黄褐斑患者伴有因血热引起的月经不调、崩漏、瘀血腹痛、尿血、便血等症状的治疗效果较佳。内服一般使用10～30克，同时本品入面药、面脂中能润泽肌肤、光泽容颜，预防粉刺及黄褐斑的发生，是美容方中常用之品。外用可将益母草（炒，研成灰）500克，用醋调和，再用炭火煅，约5分钟后冷却，用蜜调匀。每晚睡前，先用米浆水洗脸，后将药均匀涂于面部，20分钟后洗净即可。现代研究表明，益母草富含生物碱、黄酮类、脂肪酸类、维生素以及硒、锰等微量元素，可抗氧化、防衰老、抗疲劳及抑制癌细胞增生。如果您受到月经不调、痛经等妇科疾病的困扰，面部已经或担心出现暗褐色的黄褐斑，不妨用一些益母草来试试吧。

125. 玫瑰花——行气解郁悦颜色

玫瑰花不仅是气味芳香，容颜娇艳的观赏花，同时也是一味常用的护肤养颜美容之药。玫瑰花性温，味甘，微苦，入肝、脾经，具有理气解郁、活血散瘀止痛的功效，适用于长期情绪压抑而导致的黄褐斑并伴有胃痛、月经不调、无名肿痛等患者。我们知道，肝主疏泄，许多女性朋友因为长期情绪低落，闷闷不乐，使得肝气不能生发，郁久则化火，颜面就出现了许多难看的黄褐斑。玫瑰花善于舒理肝气，活血散瘀，调畅气血、情志，用之可获佳效。内服一般使用 1.5～6 克，水煎服。外用可将玫瑰花瓣浸入 100 毫升水中，2 小时后捣成糊状。每日睡前敷于面部，干后用温水洗去。现代研究表明，玫瑰花可缓解焦虑、压力和抑郁，愉悦心情，治疗各种血液循环问题，调节内分泌，抗衰老；可使皮肤色泽红润、洁白、富有弹性，适合干性及敏感皮肤，淡化细纹，促进细胞再生；可以让油性、干性、混合性的皮肤恢复到中性的状态，使皮肤更细腻、更有弹性和光泽。此外，将玫瑰花浸入头油中，能乌发亮发，治疗头屑过多，并防止头发早白。爱美的女士在面霜中加入玫瑰花，可使颜面红润、细腻、亮泽。不过，在冲泡的时候，最好不要将玫瑰花与茶叶一起冲泡，因为茶叶中的大量鞣酸会影响玫瑰花疏肝解郁的功效。此外，月经量过多的人在经期最好不要饮用。

126. 黄芩——清肺泻火安胎热

黄芩本名"芩"，"芩"字本义为"止血草"，因草色黄故俗称"黄芩"。其味苦，性寒，归肺、肝、胆、心、大肠经，具有泻火解毒、清热燥湿的功效，适用于黄褐斑伴有便秘的患者。我们知道便秘多是由于大肠传导功能失常所致，粪便在肠内滞留过久，毒素堆积不能及时排出体外，日久就会使人面部出现较多的黄褐斑。黄芩能促进排便，有泻火驱毒养颜之功，故用之有效。现代研究表明，黄芩中含有黄芩苷、汉黄芩苷、黄芩素、汉黄芩素等黄酮类化合物，还含有 14 种氨基酸、挥发油、豆甾醇等。黄芩具有抗菌、抗病毒、抗炎、抗过敏、抗氧化、促进细胞免疫等作用，故可用于治疗痤疮和清洁皮肤。患有黄褐斑的朋友如果经常受到便秘的困扰，就要注意自己的饮食起居了，应调整饮食起居习惯，避免过度紧张，大便通畅，人也会很快清爽起来。

127. 白菊花——清肝明目抗衰老

秋天正是菊花盛开的季节，菊花不仅有很好的观赏价值，而且药食兼优，具有良好的养生保健价值。早在战国时期就有人食用新鲜的菊花。《老老恒言》中记载："菊花粥养肝血，悦颜色。"其味甘、苦，性微寒，归肝、肺经，具有疏风清热、平肝明目的作用，对于黄褐斑以面颊为主并常易患感冒的患者疗效为好。现代研究表明，白菊花含有挥发油、黄酮类、维生素 A、维生素 E、维生素 B_1、17 种氨基酸以及多种微量元素，有抗细菌、抗病毒、抗炎、抗衰老作用，并能改善血液循环。菊花中还含有丰富的香精油和菊色素，能够有效地抑制皮肤黑色素的产生，并能柔化表皮细胞，因而能去除皮肤的皱纹，使面部皮肤白嫩。另外，菊花可滋养肝肾而治疗头风白屑，养血驻颜，久服可乌发须、轻身健体、驻颜益寿。内服一般使用5～9 克，水煎服。也可做成丸药，如用白菊花、地黄膏（鲜生地熬制）、当归、覆盆子、怀牛膝等炼蜜为丸，常服有明显的抗衰老作用。

128. 珍珠粉——美颜润肤除色素

珍珠粉味甘、咸，性寒，归心、肝经，具有镇心安神、清肝除黟、收敛生肌的功效。自古以来，无论医家还是民间都把珍珠作为美容保健佳品。李时珍在《本草纲目》中称"珍珠粉涂面，令人润泽好颜色，涂手足，去皮肤逆胪，能化面去黟，令光泽洁白。"对于因为"肝热"引起的黄褐斑效果显著，那么什么是"肝热"呢？如果您总是感觉容易生气或者心中烦闷，口中发酸苦，脸上容易发红发热的时候，珍珠粉就能帮助您清肝除热了。现代研究发现，珍珠粉涂面后通过促进人体肌肤超氧化物歧化酶的活性，抑制黑色素色的形成，保持皮肤白皙。尤其对细小瘢痕和较为敏感的面部肌肤有明显美容效果。此外，由于超氧化物歧化酶具有清除自由基的作用，可以防止皮肤衰老。珍珠粉还含有大量的蛋白质和氨基酸，对肌肤有较好的营养和泽润作用，使皮肤光滑、细腻、有弹性。由于珍珠中所含的蛋白质不易被吸收利用，一般需研成极细粉或制成水解液才能起到很好的美容保健作用。内服一般使用 10 ～ 25 克，水煎服。外用治疗黄褐斑可取珍珠粉、蜂蜜、牛奶适量，混合调匀。每晚睡前用温水清洗面部后，将调匀的珍珠粉混合物均匀地敷在脸上患处，轻轻按摩面部，20 分钟后用温水洗净。这么简单的方法，爱美的您赶快来试试吧！

129. 白及——敛疮生肌善后功

白及是一味美丽的中药，因其连及而生故又名"连及草"，因其花开为紫色故又称"紫兰"。本品味苦、甘、涩，性微寒，归肺、肝、胃经，具有收敛止血、消肿生肌的功效。中医认为，气血充足，经脉通利则面部光泽有华，反之经脉阻隔，气滞血瘀则面部易生暗斑。白及具有行气活血、舒通经络的作用，同时还能托陈生新，具有良好的祛斑功效。现代药理研究发现白及具有抗感染，促进凝血，以及增强机体的防卫能力，刺激肉芽组织增生的作用。内服一般使用 6 ～ 15 克，水煎服。外用可取适量的白及、浙贝以及白附子研末，调入雪花膏中，早晚各搽一次于患处。如果您最近皮肤粗糙晦暗，不妨试试这种方法帮助您恢复美丽吧。

130. 杏仁——降气润肠消咳喘

杏仁自古就是公认的美容佳品，是古代养生家润肤美容的主要药物。其味苦，微温，有小毒，归肺、大肠经，具有降气止咳平喘、润肠通便的功效，对于容易感冒、咳嗽，并且以右颊色斑为主的黄褐斑患者效果较佳。根据"肺主皮毛"的中医理论，肺的宣发肃降功能失调，而出现咳嗽气喘，时间长了，肺气亏虚，脸颊上就会长出淡褐色斑点、斑片。杏仁对肺气有很好的调节作用，用之常获捷效。现代药理研究发现，甜杏仁中含有丰富的脂肪油、蛋白质、维生素 A、维生素 E 及矿物质，它们能帮助肌肤抗氧化，抑制黄褐斑生成，使肌肤更加光滑细致；杏仁还能为毛发提供所需营养，使秀发更加乌黑光亮。内服一般使用 3～10 克，水煎服。外用时将杏仁去皮捣成细末，用鸡蛋清调和，涂于面部，20 分钟后洗净，每周 2 次。需要注意的是，杏仁有甜杏仁和苦杏仁之分，甜杏仁多作滋润美容之用，苦杏仁多作药用，未经炮制的苦杏仁若食用过多，会引起中毒，爱美的您一定要记住哦。

131. 白附子——古方外用褪黑斑

白附子味辛、甘，性温，有毒，归脾、胃经，具有祛风痰、镇痉的功效。本品性燥，能引药上行，善于治疗面部的皮肤病。白附子治疗黄褐斑多做成面膜外用，《本草从新》中说："白附子能去头面游风，可作面脂，消瘢疵，祛风痰。"这里推荐给大家一种方法：取白附子、白芷、白僵蚕、白及、白蔹、白茯苓、白术各 15 克，将其共同研成细粉末，用蛋清调和后制成锭子状，阴干。每次用浆水调和，敷于面部，20 分钟后洗净，每周 2 次。现代药理研究表明，白附子富含多种油酸、亚油酸、氨基酸、酪氨酸等成分，具有增强免疫功能的作用，对皮肤真菌有不同程度的抑制作用，可增强皮肤的抗病能力。同时，具有抗氧化的作用，从而抑制色斑的形成。面部皮肤容易过敏、发红的朋友需要谨慎使用。

132. 白芷——善行头面走阳明

历代医家都将白芷作为美容的重要药物。在古方外用脂粉中，多以白芷为主药。本品味辛，性温，归肝、胃、大肠经，具有疏风祛湿、通窍止痛、消肿排脓的功效。有些患有黄褐斑的朋友受风后就容易感冒或是皮肤起疹，瘙痒不堪，这时用白芷来疏风解表、燥湿散寒，往往效果较佳。现代研究表明，白芷中含有的活性成分白芷素具有显著扩张动脉的作用，尤其对面部血管有较好的扩张作用，常服白芷配方或以白芷研细粉外搽面部，能使面部皮肤饱满，红润光滑。内服一般水煎服 3～9克，也可研末吞服，每次 1～1.5 克。外用治疗黄褐斑则可取菟丝子 400 克洗净，加冷水 1500 毫升浸泡 2 小时，文火煮沸 1小时，滤取药液 400 毫升，另取白芷 200 克，白附子 40 克碾为极细末，趁热掺入药液中，充分搅拌和匀，装入玻璃瓶中留用。每晚睡前温水洁面后，取上述药膏适量均匀地涂抹于患处，保留 2 小时以上，临睡前用布拭去（勿用水洗）。如果您的皮肤在日光下容易发红、起皮疹、瘙痒等，则应该在晚间使用本品，以防发生过敏。

133. 白僵蚕——古方褪黑悦颜色

白僵蚕味咸、辛，性平，归肝、肺、胃经，具有祛风解痉、化痰散结的功效。《神农本草经》中首载其有"灭黑黚，令人面色好，疗男子阴疡病"之功。我们知道，中医有"肺主皮毛"的理论，肺部感受风寒邪气，时间长了会影响皮肤毛发的生理功能，那么颜面的皮肤就会变得粗糙而易生暗斑。僵蚕味辛，入肺经，同时能去除皮肤中的各种风邪，如果您两颊生有较多黄褐斑，并经常有咽痛、遇风头痛、迎风流泪等症状，用僵蚕来治疗是非常适合的。现代药理研究表明，僵蚕含有较多的蛋白质，此蛋白质有刺激肾上腺皮质的作用，并含有多种微量元素和氨基酸，对皮肤有一定的营养作用。内服一般水煎服 3 ～ 9 克，也可研末吞服，每次 1 ～ 1.5 克。给您推荐一个外用方：取白僵蚕、白芷、细辛各 30 克，研成细末，用人乳或牛奶调和，涂于面部患处，20 分钟后洗净，每周 2 次，坚持使用就能还您一副洁白美丽的容颜。

134. 冬瓜仁——清热利水调肤色

冬瓜仁，顾名思义即冬瓜的干燥种子。其味甘、性凉，归脾、小肠经，具有利水消肿、清热化痰的作用。《神农本草经》中说其："主令人悦泽，好颜色，益气不饥，久服轻身耐老。"如果您不仅颜面长有较多的黄褐斑，并且面色枯黄、容颜憔悴或面色晦暗，那么用冬瓜仁会是非常不错的选择。现代研究表明，冬瓜仁所含的植物油中的亚油酸等物质是润泽肌肤的美容剂，含有微量元素锌可促进生长发育，令人精神焕发，面色红润；它又含有营养价值高的蛋白质以及可防治动脉粥样硬化的不饱和脂肪酸，可降血脂，使皮肤细致柔润，头发乌黑光亮。所以冬瓜子是古代面脂中的常用药。内服一般使用 10 ～ 15 克。下面就推荐给大家一个内服的小方子：取桃花（干品）60 克，冬瓜仁75 克，橘皮 45 克混匀研成极细末，置于瓷瓶中保存，每日服用 2 ～ 3 次，每次 1 克，用温糯米酒送服。

135. 白蒺藜——抗衰防老解肝郁

白蒺藜因其多刺，故又称"刺蒺藜"，《本草纲目》中记载其可"洗面黑，治瘢痕"，有增白美肤的功效。本品味苦、辛，性平，归肝、肺经，具有散风疏肝、行气破血的功效。有些患有黄褐斑的朋友，平时总爱生气，一生气就头疼、眩晕，女性朋友则乳房胀痛，这些都是"肝阳上亢"所导致的。白蒺藜散风疏肝，平抑肝阳，治疗此类病证效果较佳。现代药理研究表明，白蒺藜能刺激下丘脑释放促性腺激素释放因子，并且白蒺藜含有多种生物碱和甙类，以及多种丰富的过氧化物分解酶，有明显抗衰老作用，可祛除面上瘢痕，同时白蒺藜对黑色素细胞和酪氨酸酶有高浓度激活、低浓度抑制的双向调节作用，所以其广泛用于治疗各种色素异常类疾病。内服一般使用 6～9 克，水煎服，外敷则可用下面的方法：白蒺藜、生黄芪、白术、白芷、天花粉、白及各 50 克，人参、白僵蚕各 25 克，共同研成细粉末，干燥处理后，用蜂蜜水调和，敷于面部，20 分钟后洗净，每周 1 次。

136. 山药——药食同源健脾胃

山药的药用历史悠久，最初见于《山海经》一书，它不仅是良好的补肺、健脾和补肾之药，同时也是一味常用的养生抗衰与美容之品。本品味甘、性平，归肺、脾、胃经，具有健脾养胃、补肾固精、生津益肺的功效。因为山药味甘气香，具有促进脾胃运化、生化气血的作用，所以对平常怕冷、四肢乏力、容易腹泻的黄褐斑患者效果最佳。现代研究表明，山药块茎含皂苷、黏液质、胆碱、淀粉、糖蛋白和自由氨基酸等多种成分，有调节人体激素分泌、增强免疫功能、抗氧化的作用，能预防和减少色斑。山药中还含有消化酶，能促进蛋白质和淀粉的分解，是消化不良者的保健品，且可促进新陈代谢，消除多余脂肪，达到减肥瘦身的目的，是一种天然的纤体美食。故常服食山药确实能起到健身美容的作用。内服一般使用 15～30 克，水煎服，也可打粉后熬粥食用。喜爱外敷治疗黄褐斑的朋友可以试试下面的方法：将新鲜山药洗净后削皮，磨成泥状，加入适量鲜牛奶调成糊状，每日睡前清洁面部后外敷 20 分钟即可。

137. 大枣——生血益气养容颜

大枣是最常用的益寿食用中药之一，民间常有"一日食仨枣，百岁不显老""要使皮肤好，粥里加红枣"的说法。本品味甘、性温，归脾、胃经，具有补脾益胃、缓和药性的功效。很多朋友经常面色暗黄，皮肤、毛发干枯，指甲苍白，颜面上总是有淡黄色黄褐斑，这时用大枣来补脾养血，促进气血的充盈，就能改善黄褐斑的情况。现代药理研究表明，大枣中大量的维生素 B 可促进皮下血液循环，使皮肤和毛发光润，面部皮肤平整，皮肤更加健美。大枣中所含的维生素 C 还是一种活性很强的还原性抗氧化物质，参与体内的生理氧化还原过程，防止黑色素在体内慢性沉积，可有效减少色素沉着及老年斑的产生。内服一般使用 6 ～ 15 克，水煎服。但如果您过多食用大枣的话，就要小心胃酸和腹胀的发生了。给您推荐一个简单实用的外用法：将大枣粉 2 茶匙，人参粉半茶匙用热水 2 茶匙调拌均匀，趁温热时薄薄敷一层于脸上，待 15 ～ 20 分钟后再用温水冲洗干净。使用时注意要避开眼睛。

138. 芦荟——解毒通便清肠热

芦荟是集食用、药用、美容、观赏于一身植物明星，已广泛应用于医药及日化产业中。本品味苦，性寒，归肝、大肠经，具有泻火、通便、杀虫、解毒的功效。对于伴有经常烦躁易怒，数日不解大便，或大便干燥难下的黄褐斑患者效果较佳。因芦荟清肝火、泻下通便的作用明显，可使邪热去则暗斑消。现代研究表明，芦荟在美容方面具有收敛、柔润肌肤，保湿，消炎，漂白的功能，以及去角质、改善瘢痕的作用，不仅能防治小皱纹、眼袋、皮肤松弛等，还可以治疗皮肤炎症，对粉刺、雀斑、痤疮以及烫伤、刀伤、虫咬等亦有很好的疗效。芦荟还能使头发保持湿润光滑，预防脱发，为护肤养颜之要药。内服一般使用 1～2 克，入丸散剂。治疗黄褐斑及其他皮肤疾患多为外用，下面为心灵手巧的您推荐一种清凉舒适的方法：芦荟 300 克，绿豆 150 克，研成粉末，夏季用西瓜汁调和成糊状，其他季节用鸡蛋清调和，将药糊均匀覆盖于面部，可配合手法按摩帮助药力吸收，20 分钟后洗净，每周 2 次。如果您的皮肤比较敏感，在外用新鲜芦荟搽抹后，会出现皮肤瘙痒或起红色皮疹，一般不会太严重，半天左右可褪去。可将芦荟鲜叶汁用冷开水稀释后使用，如果过敏严重，应立即停止使用，并及时就医。

139. 半夏——燥湿化痰消痈肿

半夏味辛，性温，有毒，归肺、脾、胃经，具有燥湿化痰、降逆止呕的功效。在美容学中一般生用，外用解毒消痈、祛斑荣肤。对于黄褐斑病史很长，色斑顽固不易消退的患者使用效果较佳。现代研究表明，半夏含挥发油、胆碱、多种氨基酸、有机酸、黏液质及淀粉等。半夏减肥作用可能与其含黏液质、有机酸有关。在有机酸中，含有较多的不饱和脂肪酸，可因其抗氧化作用而对黄褐斑起到较好的治疗作用。所含的氨基酸、油脂对皮肤具有营养作用，故能润肤增白。半夏用于减肥宜内服，一般使用 3～10 克。治疗面部损美性疾病宜配伍其他中药外用。下面推荐就给您一个治疗黄褐斑的外用方：半夏 100 克，焙干研末，用米醋调和，涂敷面部，20 分钟后，用皂角汤洗净，每周 2 次。

四、组方成药调理好，阴阳平衡色斑消

140. 加味逍遥丸——黄褐斑伴情志不畅

加味逍遥丸原方出自中医古籍《内科摘要》中的加味逍遥散，又称丹栀逍遥散，由柴胡、当归、白芍、白术（麸炒）、茯苓、甘草、牡丹皮、栀子（姜炙）、薄荷等组成。辅料为生姜。本方具有疏肝解郁、健脾和营的功效，对于黄褐斑伴有情志不畅、肝气不舒而表现为两胁胀满，胸中满闷不舒，烦躁易怒，或精神抑郁失落，食欲不佳，月经不调，经前黄褐斑颜色加深，乳房胀痛，脉象弦滑，舌苔白腻的朋友有较好的疗效。

我们知道肝郁气滞是黄褐斑发生的常见病因，而本方则为调和肝脾的名方。方中当归、白芍养血柔肝；柴胡疏肝解郁；白术、茯苓、炙甘草健脾助运；柴胡合归、芍养肝体而和肝用，疏肝而不伤阴血；白术、茯苓、炙甘草配柴胡，疏肝升阳而复脾运，使脾健而不为木乘；煎加煨生姜及薄荷少许，既助解郁和中，又疏肝郁所生之热；丹皮善泻血中伏火，栀子降泻三焦火热。全方配伍，气血兼顾，肝脾两调，使肝郁解、营血充、脾运健。但是建议有需要的朋友应该在医生的指导下服用此药，并且服药期间尽量保持情绪乐观，这样才能更快地达到疗效。

141. 四物颗粒——黄褐斑伴月经不调

四物颗粒是由经典的补血调经方"四物汤"发展而来的，最早记载于唐朝的《仙授理伤续断秘方》，由当归、川芎、白芍、熟地黄四味中药组成。本方具有养血调经的功效，对于月经量少、闭经，或者月经期间总是脐周疼痛，怕冷，面色苍白，形体消瘦的女性黄褐斑患者有佳效。

我们知道冲任失调是引起女性黄褐斑的一个重要原因，冲任二脉的生理功能就是调节人体阴经气血，调节月经等，当它出现问题就会影响机体气血的运行，从而导致了黄褐斑。本方既是补血的常用方，又是养血的基本方。方中熟地味厚滋腻，为滋阴补血的要药，为君药；当归补血养肝，和血调经，既可助熟地补血之力，又可通畅经脉中之瘀塞，为臣药；白芍药养血柔肝和宫为佐；川芎活血行气，畅通气血为使。四味合用，补而不滞，滋而不腻，养血活血，可使宫血调和。如果您最近月经总是不太正常，并且面部又生出了难看的黄褐斑时，四物颗粒一定是一个非常合适的选择。

142. 坤宝丸——黄褐斑伴绝经前后诸证

坤宝丸是现代中医药学家针对女性绝经前后由于激素水平下降而表现出诸多不适所拟的一个名方，由女贞子（酒炙）、覆盆子、菟丝子、枸杞子、何首乌（黑豆酒炙）、龟甲、地骨皮、南沙参、麦冬、酸枣仁（炒）、地黄、白芍、赤芍、当归、鸡血藤、珍珠母、石斛、菊花、墨旱莲、桑叶、白薇、知母、黄芩组成。辅料为赋形剂蜂蜜。本方具有滋补肝肾，镇静安神，养血通络的功效。对于女性绝经前后表现出月经紊乱，潮热多汗，失眠健忘，心烦易怒，头晕耳鸣等症状，而同时颜面生出较多黄褐斑的患者效果较佳。

中医学讲肾脏为人体生命本原、先天之本，先天肾精的亏耗会导致肾阴不足，虚火上炎，从而产生黄褐斑。坤宝丸方中当归、白芍、熟地、何首乌、鸡血藤养血活血；女贞子、旱莲草、石斛、南沙参、麦冬、炒酸枣仁滋心、肺、肝、肾之阴；以桑叶、菊花、地骨皮、知母、黄芩、龟甲、白薇、珍珠母清虚热、息肝风、滋阴潜阳；覆盆子、菟丝子、枸杞子温肾阳以阴中求阳。诸药共奏滋阴养血、镇惊安神、清虚热、退骨蒸、温补肾阳之效，从而达到阴阳平衡。既能改善女性朋友们绝经前后的各种不适症状，又能延缓衰老，保持面部皮肤的光洁。

143. 参苓白术丸——黄褐斑伴脾虚诸证

参苓白术丸的配方出自《太平惠民和剂局方》，原为散剂，现代为方便服用多改制为丸剂。由人参、茯苓、白术（麸炒）、山药、白扁豆（炒）、莲子、薏苡仁（炒）、砂仁、桔梗、甘草等药物组成。具有健脾益气、渗湿止泻的功效。对于经常腹胀，没有食欲，四肢乏力，面色发黄，腹泻的黄褐斑患者效果较佳。

中医学中的"脾脏"具有运化的功能，是人体的后天之本，如果因为暴饮暴食、工作劳累、熬夜等导致脾气亏虚，运化的能力失常，影响了气血的运行，气血不能营养面部就会出现黄褐斑。本方中人参、白术、茯苓益气健脾渗湿为君；配伍山药、莲子肉助君药以健脾益气，兼能止泻，并用白扁豆、薏苡仁助白术、茯苓以健脾渗湿，均为臣药；更用砂仁醒脾和胃，行气化滞，是为佐药；桔梗宣肺利气，通调水道，又能载药上行，培土生金，炒甘草健脾和中，调和诸药，共为佐使。综观全方，补中气，渗湿浊，行气滞，使脾气健运，湿邪得去，则诸症自除。服用本药的时候不宜喝茶和吃萝卜，以免影响药效。

144. 六味地黄丸——黄褐斑伴腰酸耳鸣

六味地黄丸出自《小儿药证直诀》，化裁自张仲景《金匮要略》中的肾气丸，由熟地黄、山茱萸（制）、牡丹皮、山药、茯苓、泽泻六味药物组成，具有滋阴补肾的功效。对于伴有腰膝酸软，头晕耳鸣，盗汗，遗精，潮热，手足心热等肾阴虚症状的黄褐斑患者，效果较佳。

本方为滋补肝肾的著名方剂，功效同坤宝丸相似，但坤宝丸更适用于女性朋友，六味地黄丸则适用于各类人群。方中熟地滋阴补肾、填精益髓为君药，山茱萸滋养肝肾而涩精，淮山药补益脾阴而固精，共为臣药，此三药相配滋补肝、脾、肾之力较全，但以滋补肾阴为主；配伍泽泻泄肾利湿，并防熟地之滋腻；丹皮清泻肝火，并制山茱萸之酸收；茯苓淡渗脾湿，以助淮山药之健运。后三药为三泻，泻湿浊平其偏胜以治标，均为佐药。全方配伍三补三泻，以补为主，肝脾肾三阴并补，以补肾阴为主，相辅相成，构成通补开合之剂。如果您常常手足心烦热、盗汗，那么不妨试试本药，长期服用会有更明显的效果。

145. 大黄䗪虫丸——黄褐斑伴瘀血内阻

大黄䗪虫丸出自中医经典古籍《伤寒杂病论》，由熟大黄、土鳖虫（炒）、水蛭（制）、虻虫（去翅足，炒）、蛴螬（炒）、干漆（煅）、桃仁、苦杏仁（炒）、黄芩、地黄、白芍、甘草等药物组成，具有活血通经、破瘀生新的功效。很多患有黄褐斑的朋友发现自己总是肌肤粗糙干裂，眼眶发黑，感觉一阵阵发热，而且比别人瘦弱，或者常常闭经，这都是由于瘀血内停而导致的，这时服用大黄䗪虫丸会起到很好的效果。

人体血的运行失调，就会产生瘀血，从而"堵"住我们的脏腑、经络，表现在颜面上就会出现面色发黑，产生黄褐斑等。本药中大黄苦寒，攻下逐瘀，䗪虫咸寒，破散癥积瘀血，共为君药；水蛭、虻虫、蛴螬、干漆、桃仁均为破瘀消癥之品，同为臣药；黄芩配大黄以清瘀热，杏仁通利降气，配桃仁又可润燥结，生地、芍药养血滋阴，已补亏损之阴血，俱为佐药；甘草调和药性，和中补虚，以防破血药过于峻猛而伤正，酒服以行药力，为佐药。诸药配伍，可去瘀血，清郁热，养阴血，润燥结。本药不宜长期服用，如果您的症状得到改善，应该在医生的指导下改用药力较温和的药物巩固治疗。

146. 血府逐瘀胶囊——黄褐斑伴血瘀身痛

血府逐瘀胶囊的配方由《医林改错》中的血府逐瘀汤原方化裁而来，由桃仁（炒）、红花、赤芍、川芎、枳壳（麸炒）、柴胡、桔梗、当归、地黄、牛膝、甘草等药物组成。具有活血祛瘀、行气止痛的功效。适用于黄褐斑伴有头部刺痛，产后身痛，痛经，或烦急、心悸失眠、午后潮热，唇舌紫暗，舌有瘀点等症的朋友。

我们知道"肝藏血"，如果一个人总是爱生气或者情绪抑郁不舒，就会导致肝气郁滞，气滞则血瘀，血瘀于脏腑、经络，气血不能滋养皮肤，所以面部会出现暗褐色的黄褐斑，本方善于行气活血，为治疗血瘀证的重要方剂，用之可获佳效。方中桃仁、红花、当归、赤芍、川芎、牛膝一派活血祛瘀药为方中主要成分，其中当归配生地养阴血，祛瘀而不伤新血；生地配赤芍凉解血分瘀热；配柴胡疏肝解郁，升达清阳；伍枳壳、桔梗开胸行气，因血之运行有赖于肺气的输布、肝气的疏泄，即所谓气行则血行，以加强活血祛瘀之力，与桔梗同用，一升一降，加之柴胡、枳壳宣畅，从而达到疏泄气机，使气血更易于运行的目的；甘草调和诸药。本方不仅行血分瘀滞，又解气分之郁结，活血而不耗血，祛瘀而又生新。通治一切气滞血瘀证。总之，一切因为肝郁、血瘀而导致的黄褐斑患者都可以在医生的指导下试着服用本药，可能会有意想不到的效果。

五、针灸按摩外用药，外治特色不能少

147. 针灸如何治疗黄褐斑

针刺疗法是中医治疗的传统方法，是以中医理论为指导，运用针刺防治疾病的一种方法。

针刺疗法可调整全身脏腑功能，疏通经脉，调和气血，以

达到治疗黄褐斑的目的，对于伴有全身症状或体征的黄褐斑患者较为适宜。一般用毫针针刺法，选黄褐斑皮损处及鱼腰、太阳、阳白、四白、地仓、下关等穴，每次选 3～4 穴，施平补平泻法，留针 20 分钟，每周三次，一个月为一疗程。同时根据辨证，肝郁气滞型取肝俞、太冲、血海、足三里；脾虚湿蕴型取胃俞、脾俞、足三里、血海；肾阴亏虚型取肾俞、照海、足三里、血海；冲任失调取三阴交。其中肝郁气滞用泻法，其余用补法，留针 20 分钟，每周三次，一个月为一疗程。

148. 耳穴贴压如何治疗黄褐斑

耳穴贴压法，简称压丸法，是在"耳穴""耳部全息论"学说的指导下，用硬而光滑的药物种子（常用王不留行子）或药丸、磁珠等物，在耳穴表面贴压并以胶布固定来治疗疾病的一种方法。耳穴贴压简便易行，能持续起到刺激作用且安全无副作用，因此特别适合于耳穴美容治疗。

耳穴贴压也可以治疗黄褐斑，尤其对于不愿吃药或扎针灸的患者。可取耳主穴肾、肝、脾、内分泌等，隔日一次，在耳穴上放置 2～3 天。贴压期间，视病人的耐受情况，自行每天按压数次，每次每豆 1～2 分钟。初次尝试的患者，可先单耳贴压，双耳轮换，一个月为一疗程。

149. 穴位埋线疗法如何治疗黄褐斑

穴位埋线是将羊肠线等埋入穴位。一方面肠线作为异性蛋白埋入穴位可提高机体应激、抗炎能力；另一方面，肠线在组织中被分解吸收对穴位起到持续刺激作用，以达到治病的目的。

穴位埋线法治疗黄褐斑，一般用于其他方法效果不明显时。选穴主要以面部皮损处为主，还可以根据辨证分型整体取穴，具体穴位同针刺疗法。具体操作方法为：穴位消毒局麻后，用

9号穿刺针装上0号羊肠线，从皮损旁边向中心横刺，注入1厘米羊肠线，视面积大小沿周边向中心注入2～6根。第二次避开原埋线点注线。每20天埋线1次，3次为1个疗程。

150. 刮痧如何治疗黄褐斑

刮痧是以中医经络腧穴理论为指导，通过特制的刮痧器具和相应的手法，蘸取一定的介质，在体表进行反复刮动、摩擦，使皮肤局部出现红色粟粒状，或暗红色出血点等"出痧"变化，从而达到活血透痧作用的治疗方法。

刮痧可以治疗黄褐斑，而且简单易行，适合各种黄褐斑患者采用。具体方法为：皮损局部用玉石美容刮痧板按从额头到下颌角的顺序，依次从面部中间向两侧沿肌肉纹理走向或顺应骨骼形态单方向刮拭，从前额中线向下刮至鼻尖部，同时可按揉太阳、印堂、迎香、颧髎、承泣、四白、承浆、大迎、颊车等腧穴以及黄褐斑皮损部位。另外根据不同辨证分型，亦可以用水牛角板，蘸取红花油，进行全身刮痧。肝郁气滞型可选择肝俞、太冲、血海、足三里；脾虚湿蕴型可选择胃俞、脾俞、足三里、血海；肾阴亏虚型可选择肾俞、照海、足三里、血海等。刮拭力度由轻刮重，15°角为宜，对刮拭过程中出现的异常疼痛、硬结、条索样物要判断其经络归属，反复刮拭至疼痛感消失或异物感消失。刮拭结束后洁面，半小时内要饮用300～500毫升温白开水，以补充水分。

151. 推拿按摩如何治疗黄褐斑

按摩推拿是指用手或肢体其他部位，按照各种特定技巧的动作，作用于患者体表的特定部位或穴位操作的方法。

推拿按摩可以疏通经络、行气活血，可以帮助治疗黄褐斑，对于一些白领女性，尤其是不想服药，有美容需求的人很适合。

具体方法也是分局部和系统治疗。局部按摩长斑的地方，就是哪里长斑按摩哪里，这样可以促进色斑局部血液循环，淡化斑色；系统按摩是在辨证分型的前提下，针对不同穴位进行按摩，常用的穴位包括：风池、合谷、迎香、三阴交、阴陵泉、地机、膻中、关元、气海、肾俞、足三里脾俞和太冲等。

152. 局部药浴对黄褐斑有帮助吗

药浴是一种古老的中医治疗方法，是用药液或含有药液水洗浴全身或局部的一种方法，其形式多种多样。洗全身浴称"药水澡"；局部洗浴的又分"烫洗""熏洗""坐浴""足浴"等。

药浴也是中国古代美人喜爱的养颜嫩肤秘法，据记载，自周朝开始，就流行香汤浴。所谓香汤，就是用中药佩兰煎的药水。其气味芬芳馥郁，有解暑祛湿、醒神爽脑的功效。屈原《云中君》就有"浴兰汤兮沐芳华"的词句。

药浴可以用来治疗黄褐斑，既可以全身浸浴，也可以浸泡双脚等局部，主要适宜肝郁及血瘀型黄褐斑。药浴所使用的药物一般是具有行气活血的中药，如当归、鸡血藤、柿蒂等，一些具有美白、美容功效，而且具有特殊香味的花类药物也可以选用，如玫瑰花、红花等。我们在电视剧里看到古代宫廷美人们洗"花瓣澡"就是这个道理，不仅美容，而且增香。全身药浴首先要准备一个大木桶，这个网上都有卖的。所用药物不能太少，一般1千克左右，装在一个无纺布的袋子里。先将药袋放入3升的水中浸泡30分钟，水要没过药袋；再在火上煮，开锅后煎煮20分钟，取出药袋；将煎煮好的药液倒入大木桶中，加水调节温度和浓度，温度控制在38～40℃。全身浸浴时，每次约30分钟，水量不宜没过胸部，防止憋气。要注意：有严重高血压、冠心病的朋友不宜使用；药浴时要保持室内通风，尤其是冬季；饱餐后半小时才能药浴，空腹不宜药浴；药浴后应适度补充水分，安静休息。药浴时，也可以添加几滴精油，如桂花精油、玫瑰精油等，效果更好，还有一定的安身助眠功效。如果条件有限，不能全身浸浴，也可以采用泡脚的方法，同样可以起到行气活血的作用。目前市场上有很多品牌的泡脚机，可以持续保持水温，两者结合可以发挥更好的效果。

153. 祛斑养颜面膜的选择

中药面膜是以中药为原料，面膜为载体，敷贴在脸上，使中药成分缓缓被皮肤吸收的一种治疗和美容方法。

中药面膜疗法主要是将中药制成膏剂或石膏倒模，敷于面部，促进面部血液循环，加速药物的吸收，起到抑制表皮黑色素生成的作用，使斑色变淡至消退，适用于各型黄褐斑患者。传统中医认为，白色的中药和中药中含有"白"字的药物都有美容美白的效果。如白僵蚕，《本经》载其"灭黑黔，令人面色好"，可起到加速色斑减退的作用。《备急千金要方》中载以"白芷、白术、白鲜皮、白蔹、白附子、白茯苓"等白色药"洗手面，令白净悦泽"。故临床上多选"白色药"制成面膜，外用祛斑，其中最有名的当属"七白膏"。"七白膏"由香白芷、白蔹、白术、白及、细辛、白附子、白茯苓等组成，各药物研成细末后，用鸡蛋清调成如弹子大小的小丸，阴干。每天晚上睡前先用温水洁面，再用本品温水化开涂面，具有祛除黑斑、润肤防皱之功效。关于"七白膏"的出处，还有一个传说。相传在元代，张贵妃入宫时深得元帝宠爱，但后宫佳丽如云，随时间流逝，张贵妃就渐渐被冷落深宫，终日难见君王面。一日元帝游园，遥见一肤白胜雪、容颜娇好的美人在林中轻盈微步，忙招至驾前仔细打量，发现竟是久未谋面的张贵妃。此时的张贵妃巧施粉黛，面色光悦，肤若凝脂，艳胜天仙。元帝瞧得目瞪口呆，遂细问缘故，张贵妃娓娓道出奥秘。她以七味能美白肌肤，且名中带"白"的珍奇中草药捣碎为末，配制成丸，于瓷器中磨汁涂面，达成美白滋养、嫩面防皱之效。元帝听后龙颜大悦，命后宫嫔妃从此均遵照此方养颜白肤。张贵妃再次喜获元帝宠爱，而那副验方则被收入《御药院方》流传后世，定名"七白膏"。

第五章　黄褐斑的饮食宜忌

——口腹之欲需谨慎

154. 养颜祛斑话药膳

（1）莲子龙眼汤

【来源】《经验方》。

【组成】莲子 30 克，芡实 30 克，薏苡仁 50 克，龙眼肉 15 克。

【功效】健脾益气，补血养颜，润肤增白。

【制法与用法】将上药加水 1000 毫升，微火煮 1 小时即成。用少许蜂蜜调味，一次服完。

【适合】脾虚湿蕴证型者。

（2）驻颜酒

【来源】《中医美容疗法》。

【组成】柚子 5 个，地黄 40 克，当归 40 克，芍药 40 克，白酒 4000 毫升，蜂蜜 50 克。

【功效】养血驻颜。

【制法与用法】将柚子洗净，拭干，切成 2 厘米 ×3 厘米 ×3 厘米块，同药装入罐内，加白酒，浸泡 90 天，滤去渣滓，即可饮用，每次 20～40 毫升，每日 1 次，贫血者每日服 2～3 次。

【适合】冲任不调或气血不足证型者。

（3）琼玉膏

【来源】《洪氏集验方》。

【组成】人参 750 克，生地黄 8000 克，白茯苓 1500 克，白蜜 5000 克。

【功效】益气养阴，润肤增白。

【制法与用法】取鲜生地汁，无鲜生地时，将干生地熬取汁，入蜂蜜、人参、茯苓细末，和匀，放入罐内封存，每次服 6～9 克，早晚各 1 次，米酒或温开水调服。

【适合】脾虚湿蕴证型者。

（4）神仙驻颜延年方

【来源】《太平圣惠方》。

【组成】熟地、干生地、菊花、天门冬各 500 克。

【功效】润肤泽面，驻颜抗老。

【制法与用法】上药共研末为散，每次服 9 克，空腹温酒送下。

【适合】肾阴亏虚证型者。

（5）容颜不老方

【来源】《奇效良方》。

【组成】生姜 500 克，大枣 250 克，白盐 60 克，甘草 150 克，丁香 15 克，沉香 15 克，茴香 120 克。

【功效】悦泽容颜，抗老除皱。

【制法与用法】上药共研粗末混匀，每日晨起取三至五钱煎服或冲服。

【适合】气滞血瘀证型者。

155.“以色治色”是什么意思

白与黑相互对立，但在日常生活中可以白来淡化其黑，或者以黑来着色其白。皮肤病的"以色治色"法，即是利用这种常规的调理现象，取象比类，在中医传统辨证的基础上，很多方药选用与病变皮损颜色相左的中药材，从而达到以"白"反其"黑"，或以"黑"反其"白"的效应。我们不难发现，中药药材颜色与疗效是有相关的。如黄褐斑是发生在颜面部的色素沉着性皮肤病，在辨证论治的组方基础上，应用白茯苓、白芷、白僵蚕、白及、白术等药物对症治疗，到达"以色治色"的效果。

156. 蔬果辨寒凉，根据体质选择需适当

（1）寒凉性水果

1）西瓜，又名"寒瓜"，味甘性寒，是盛夏佳果。西瓜不含脂肪和胆固醇，但含有大量葡萄糖、苹果酸、果糖、精氨酸、番茄素及丰富的维生素C等物质，是一种高营养、纯净、安全的食品。《本经逢原》中提到："西瓜，能引心包之热，从小肠、膀胱下泄。能解太阳、阳明中渴及热病大渴，故有天生白虎汤之称。"

西瓜皮被中医称为"西瓜翠衣"，具有清热解暑、泻火除烦、降血压等作用。因为西瓜皮富含维生素C、维生素E，用它擦肌肤，或将它捣成泥浆状涂在皮肤上，待10～15分钟后用水洗净，有养肤、嫩肤、美肤和防治痱疖的作用。当然，还可与其他中药及食材，调配出清暑美容饮料。例如：备珍珠母250克，西瓜皮1000克，白木耳（银耳）30克，白糖500克，先取白木耳加水煮烂，取汁1000毫升备用。将珍珠母浸入1000毫升清水中煎1小时，再加入洗净、切成条的西瓜皮，煮半小时（可适量加水），滤出药汁1000毫升。再将白木耳汁与珍珠母、西瓜皮药汁和匀，一同倒入不锈钢锅中煮沸，加糖500克，溶化后使之冷却，装瓶贮冰箱备用。此种清暑美容饮料能清暑宁神，生津解渴，香甜适口，适于暑天劳累之后，眩晕、心悸、口渴、

面容枯憔，以及面部色素沉着或面部雀斑等症。

2）苹果，味甘、酸，性凉，归脾、肺经，具有生津润肺、除烦解暑、开胃、醒酒、止泻的功效。其主要含苹果酸、枸橼酸、酒石酸、鞣酸、糖类、磷、钙。此外尚含蛋白质、脂肪及胡萝卜素、维生素 B 和 C，果皮含三十蜡烷，根皮及叶含根皮甙。苹果属于碱性果品，而日常生活中食用的谷物、肉、蛋等为酸性食物，酸性食物可使体液和血液中乳酸等有害物质增高，当乳酸不能及时排出，就会侵蚀敏感的表皮细胞，使皮肤失去弹性。而苹果中的碱性矿物质能与乳酸等酸性物质中和，从而使皮肤滋润细腻。

当然，可以直接将苹果制作成苹果汁饮用：苹果洗净后削皮，并去除中心的核、籽，放入果汁机里，打成汁即可，或以磨泥器磨泥后挤压出汁亦可。

3）香蕉，味甘性寒。香蕉中维生素含量丰富，所含维生素 A 为苹果的 4 倍、菠萝的 3 倍，含维生素 B_2 量为苹果、柑橘的 2 倍，含烟酸的量为苹果、柑橘的 7 倍，还含有大多数水果中没有的维生素 E，钾、镁、铁含量也很丰富，是其他水果难以相比的。因此香蕉是人们公认的抗癌、抗衰老、润肤美容的食品。

（2）温热性水果　石榴，是一种浆果，其营养丰富，维生素 C 比苹果、梨高出一到两倍。原产中国西域地区，汉代传出了中原。石榴成熟后，全身都可用，果皮可入药，果实可食用或压汁。石榴性温，味甘酸涩，入肺、肾、大肠经，具有生津止渴、收敛固涩、止泻止血的功效，主治津亏口燥咽干、烦渴、久泻、久痢、便血、崩漏等病症。

（3）平性水果　荸荠，甘，平。《本草再新》中记其功效为"清心降火，消食化痰，补肺凉肝，破积滞，利脓血"。荸荠中磷的含量是根茎类蔬菜中较高的，能促进人体生长发育和维持生理功能的需要，对牙齿骨骼的发育有很大好处，同时可促进体内的糖、脂肪、蛋白质三大物质的代谢，调节酸碱平衡。

（4）凉性蔬菜

1）丝瓜，味甘性凉，具有清热、解毒、凉血止血、通经络、行血脉、美容的功效。《医学入门》中记有其可治"一切恶疮，小儿痘疹余毒"。食用丝瓜时应去皮，可凉拌、炒食、烧食、做汤食或榨汁用以食疗。丝瓜洗净切片经开水焯后，拌以香油、酱油、醋等可做成凉拌丝瓜。丝瓜清炒则清淡可口，清热利湿。

2）藕，甘凉，微甜而脆，可生食也可煮食，是常用餐菜之一。藕也是药用价值相当高的植物，它的根叶、花须、果实皆是宝，都可滋补入药。用藕制成粉，能消食止泻、开胃清热、滋补养性。在《本草经疏》中有云："藕，生者甘寒，能凉血止血，除热清胃。"比如生藕捣绞取汁，加蜂蜜适量，搅匀，分次服，治热病烦渴不止；藕汁、梨汁各半杯，和匀服用，治上焦痰热、口干咳嗽。

（5）寒性蔬菜

1）苦瓜，味苦性寒，《滇南本草》曰："治丹火毒气，疗恶疮结毒，或遍身已成芝麻疔疮疼难忍。泻六经实火，清暑、益气、止渴。"苦瓜中的苦瓜甙和苦味素能增进食欲，健脾开胃；所含的生物碱类物质奎宁，有利尿活血、消炎退热、清心明目的功效。在燥热的夏天女性经常敷用冰过的苦瓜片，可以立即解除肌肤的干燥问题，并且苦瓜还能滋润白皙皮肤，镇静和保湿肌肤。

2）马齿苋，味酸性寒，功可清热解毒、凉血止痢、除湿通淋，《本草正义》指其有"最善解痈肿热毒"之效。比如凉拌三苋，则为对此证型的搭配，鲜苋菜、鲜冬苋菜、鲜马齿苋各100克，分别用开水焯至八成熟，捞出后浸入冷水中5～10分钟，取出控水，切段，适量加入调料后拌匀即可。服上品，以助湿热分消。

3）黄瓜，味甘性寒，主要含葡萄糖、鼠李糖、半乳糖、甘露醇、木糖、果糖、芸香甙、异槲皮甙等甙类，还含咖啡酸、绿原酸、多种游离氨基酸、维生素 C、泛酸、挥发油等。据现代医学分析，鲜黄瓜中含有丙醇、乙酸等成分，有抑制糖类物质转化为脂肪的作用，有减肥功效。同时，黄瓜中含有细嫩的纤维素，能促进胃肠蠕动，加速人体对腐败食物的排泄，并能降低胆固醇，有利于益寿延年。黄瓜生熟食用皆可，不少人还用黄瓜做美容剂，用瓜汁擦皮肤，能舒展皱纹，保持皮肤细嫩。

（6）平性蔬菜

1）洋葱，味甘、辛，性平。洋葱含有人体必需的多种维生素，所含的维生素 C 和烟酸能促进表皮细胞对血液中氧的吸收，有利于细胞间质的形成，增强修复损伤细胞的能力，使皮肤保持洁白、丰润和光泽。

2）山药，味甘性平，入肺、脾、肾经，含胆碱、皂苷、淀粉、糖蛋白、自由氨基酸、多酚氧化酶、维生素 C 等。山药为滋补食疗及美容佳品，具有健脾补肺、固肾益精等功效，久食白肤健身。

（7）温性蔬菜

1）胡萝卜，味甘、辛，性微温，入脾、胃、肺经。其含多种维生素，以维生素 A 含量最高。维生素 A 是一般细胞代谢和亚细胞结构必不可少的重要成分，有促进生长发育、维护皮肤健康等作用。此外，胡萝卜还含有叶酸、磷、钠、氯、钾、铁、铜、锌、糖类、脂肪油、挥发油等物质，具有养肝明目、润泽皮肤等功效。

2）香菜，味辛性温，入肺、胃经，有发表透疹、健胃的功效。

其嫩茎和鲜叶有种特殊的香味，常被用作菜肴的点缀、提味之品，是人们喜欢食用的佳蔬之一。香菜中含有许多挥发油，其特殊的香气就是挥发油散发出来的。它能祛除肉类的腥膻味，因此在一些菜肴中加些香菜，能起到祛腥膻、增味道的独特功效。香菜提取液具有显著的发汗清热透疹的功能，其特殊香味能刺激汗腺分泌，促使机体发汗、透疹。另香菜具和胃调中的功效，是因其辛香升散，能促进胃肠蠕动，具有开胃醒脾的作用。

（8）**热性蔬菜** 辣椒，辣椒不仅有食用价值，且有较广的药用价值。《本草纲目》记载，辣椒性温、味辣，能除风邪，温中祛寒痹，坚发齿，明目，久服轻身好颜色，耐老增年。药理研究和临床实践证明，辣椒富含蛋白质、钙、磷、铁、多量维生素和柠檬酸等。尤其维生素 C，每 100 克辣椒中就含 185 毫克，为西红柿的 10 余倍、橘子的 5 倍，在所有蔬菜、瓜果中居首位。此外，本品还含有辣椒素、辣椒碱等，有健胃消食、促进局部血液循环、改善皮肤营养、润泽肌肤和延年益寿的作用。

157. 富含维生素 C 的蔬果

猕猴桃：猕猴桃的维生素 C 含量在水果中名列前茅，一颗猕猴桃能提供一个人一日维生素 C 需求量的两倍多。

柚子：柚肉中含有非常丰富的维生素 C 以及类胰岛素等成分，故有调节血糖、血脂及美肤养容等功效。

草莓：每百克草莓中维生素 C 含量约为 50 ～ 100 毫克，比苹果、葡萄高 10 倍以上。

酸枣：新鲜的酸枣中含有大量的维生素 C，其含量是红枣的 2 ～ 3 倍、柑橘的 20 ～ 30 倍，在人体中的利用率可达到 86.3%，是所有水果中的佼佼者。

樱桃：樱桃营养丰富，所含蛋白质、糖、磷、胡萝卜素、维生素 C 等均比苹果、梨高。

沙棘：沙棘果实营养丰富，据测定其果实中含有多种维生素、脂肪酸、微量元素、亚油素、沙棘黄酮、超氧化物等活性物质和人体所需的各种氨基酸。其中维生素 C 含量极高，每 100 克果汁中，维生素 C 含量可达到 825 ～ 1100 毫克。

辣椒：每百克辣椒维生素 C 含量高达 198 毫克，居蔬菜之首位。维生素 B、胡萝卜素以及钙、铁等矿物质含量亦较丰富。

菜花：富含维生素 C、维生素 B 群。

苦瓜：苦瓜的维生素 C 含量高达 56 ～ 160 毫克，为瓜类蔬菜之首。

甘蓝菜：200 克甘蓝菜中维生素 C 的含量是一个柑橘的两倍。

158. 富含维生素 E 的蔬果

果类是维生素 E 和 B 族维生素的良好来源，比如猕猴桃含有丰富的维生素 E、C、A 以及钾、镁、纤维素。而荞麦、卷心菜、豆芽、动物肝脏等均含有丰富的维生素 E。

159. 得了黄褐斑不宜食用哪些食物

得了黄褐斑，尤其是在治疗期间，不宜多吃辛辣刺激性食物，如辣椒、花椒、生葱、芥末、韭菜等。因这类食物易化火伤阴，暗耗阴血，使得肝血不足，促使色斑加重。还不宜多吃油腻黏滞的食物，如肥肉、年糕、油炸食物，这些食物不易消化，易影响脾胃运化，生痰停饮，阻滞气机，阻碍色斑的消退。

160. 肝郁所致黄褐斑的适宜食物

西红柿，具有健胃消食、生津止渴、清热解毒、凉血平肝的功效。西红柿中含有丰富的抗氧化剂，而抗氧化剂可以防止自由基对皮肤的破坏，具有明显的美容抗皱的效果。每天喝一杯西红柿汁或常用西红柿，对祛斑有较好的作用。因为西红柿中含有丰富的谷胱甘肽，谷胱甘肽可抑制黑色素，从而有助沉着的色素减退，西红柿还含有胡萝卜素和番茄红素，有助于展平皱纹，使皮肤细嫩光滑。番茄红素和胡萝卜素都是脂溶性的，生吃吸收率低，和蛋炒或者做汤吸收率较高。

柑橘，具有顺气止咳、健胃化痰、疏肝理气等多种功效。柑橘含有丰富的钾、B 族维生素、维生素 C 及抗氧化成分、抗癌成分、抗过敏成分，还含有丰富的类黄酮、多酚、类胡萝卜素等多种化合物群，具有很高的营养价值和食疗保健作用。

161. 脾虚所致黄褐斑的适宜食物

粳米，性平，味甘，有补脾益气之功。《食鉴本草》即有记载："粳米，皆能补脾，益五脏，壮气力，止泻痢，惟粳米之功为第一。"《本草经疏》亦云："粳米即人所常食米，为五谷之长，人相赖以为命者也，其味甘而淡，其性平而无毒，虽专主脾胃，而五脏生气，血脉精髓，因之以充溢，周身筋骨肌肉皮肤，因之而强健。"

薏苡仁，俗称薏米、六谷米，有补脾健胃的作用，明·李时珍说它"能健脾益胃"，《本草经疏》也有"味甘能入脾补脾"的记载。脾虚者宜用薏米同粳米煮粥服食，相得益彰。

白扁豆，性平，味甘，能补脾胃虚弱。《本草纲目》中说："白扁豆其性温平，得乎中和，脾之谷也，止泄泻，暖脾胃。"

菱角，熟者甘平，鲜者甘凉，煮熟服食，有健脾益气的作用。《本草衍义》中曾说："煮熟取仁食之，代粮。"用老菱制取的淀粉叫菱粉，也有补脾作用。《唐本草》云："菱，作粉极白润宜人。"《纲目拾遗》亦载："菱粉补脾胃，强脚膝，健力益气，"脾胃气虚者食之为佳。

莲子肉，性平，味甘涩，有补脾胃之功。明·李时珍认为："莲之味甘，气温而性涩，禀清芳之气，得稼穑之味，乃脾之果也。"

162. 肾虚所致黄褐斑的适宜食物

桑葚，为桑科落叶乔木桑树的成熟果实，桑葚又叫桑果、桑枣，有黑、白两种，鲜食以紫黑色为补益上品。农人喜欢食用其成熟的鲜果，味甜汁多，是人们常食的水果之一。成熟的桑葚质油润，酸甜适口，以个大、肉厚、色紫红、糖分足者为佳。早在两千多年前，桑葚已是中国皇帝御用的补品。因桑葚特殊的生长环境使桑果具有天然生长、无任何污染的特点，所以桑葚又被称为"民间圣果"。本品甘酸性寒，具有滋阴养血、补肝益肾、生津润肠、乌发明目、止渴解毒、养颜等功。桑葚可以制作桑葚汁饮用，洗净后放入锅中，倒入三倍的水，大火煮开后转中小火。煮的过程中，用勺子或铲子碾碎果肉。可以根据个人口味，加几块冰糖同煮，冰糖的味道要比白糖清甜。煮5～10分钟即可，过滤出汁水，用勺子压干净，即可饮用。

163. 冲任不调所致黄褐斑的适宜食物

玫瑰花具有理气解郁、和血调经的功效，对女性非常适宜。《本草正义》中描述其"香气最浓，清而不浊，和而不猛，柔肝醒胃，流气活血，宣通窒滞而绝无辛温刚燥之弊"。可以进行代茶饮，在泡玫瑰花的时候，可以根据个人的口味，调入冰糖或蜂蜜，以减少玫瑰花的涩味，加强功效。

大枣甘温，可补脾胃、益气血、安心神、调营卫、和药性，适用于兼有血虚萎黄或妇人脏躁者，并可滋润肌肤、益颜美容。民间有"一日食仁枣，百岁不显老""要使皮肤好，粥里加红枣"之说。取红枣50克，粳米100克，同煮成粥，早晚温热食服，对美容皮肤大有益处。

164. 气滞血瘀者的适宜食物

山楂,酸甘,微温,入脾、胃、肝经,可消积化滞、收敛止痢、活血化瘀。山楂能消除体内脂肪、减少脂肪吸收,对于爱美的女性可以达到美颜瘦身的效果。可以饮用山楂汁,其做法为:原料山楂、橘皮各适量,加水共煮,待凉,用纱布滤渣取汁加蜂蜜调用。

165. 日常茶饮合理选

绿茶作为中国的主要茶类之一,是未经发酵制成的茶,因此较多地保留了鲜叶的天然物质,含有茶多酚、儿茶素、叶绿素、咖啡因、氨基酸、维生素等营养成分。其中起护肤美容功效的,主要是其中一种称为茶多酚的物质,茶多酚能够阻挡紫外线并清除紫外线诱导的自由基,从而保护黑色素细胞的正常功能,抑制黑色素的形成。同时绿茶可对脂质氧化产生抑制作用,减轻色素沉着。但要注意的是,茶多酚作为酚类物质或其衍生物的总称,在空气中很容易挥发,而丧失其抗氧化作用,所以饮用当年新茶为最好。

花茶是以绿茶、红茶或者乌龙茶作为茶坯,配以能够吐香的鲜花作为原料,采用窨制工艺制作而成的茶叶。根据其所用的香花品种不同,分为茉莉花茶、玉兰花茶、桂花花茶、珠兰花茶等,其中以茉莉花茶产量最大。茉莉花茶可抑制人体脂质过氧化反应,能增强人体免疫功能,提高抗病能力,具有抗衰老的功效。

166. 碳酸饮料助湿邪

碳酸饮料主要成分包括:碳酸水、柠檬酸等酸性物质、白糖、香料,有些含有咖啡因,人工色素等。除糖类能给人体补充能量外,充气的"碳酸饮料"中几乎不含营养素。因为碳酸饮料中含有较多的酸性物质及糖分,所以会导致胃中酸度增加,进而产生不良的刺激作用，甚至会损害胃黏膜，易引起腹胀，造成肠胃功能紊乱。从中医角度来说，碳酸饮料易伤脾胃，阻碍脾胃功能，使运化水湿功能减弱，导致生湿化痰。

167. 红楼养生祛斑经

《红楼梦》不仅具有很高的文学价值，而且也包含了我国古代很多养生、养颜的宝贵秘方，它们都有考究依据，可谓是那个时代的百科全书。

在《红楼梦》中，荣府的小姐丫鬟们采集花瓣、花粉，用玫瑰花、桃花、荷花等制成香脂使用，让自己的肌肤红润剔透。桃花中含有维生素 C、维生素 E，有润肤美白的功效；玫瑰花可以美容养颜，消除忧虑；荷花有增白悦色，清解暑热，宁心安神的功效。

书中记载的"双花白面液"，具有活血美肤、除斑去油的美容功效。可取鲜桃花 360 克，鲜杏花 360 克浸泡于适量水中，一周后除去花瓣滤汁即成。将汁倒入瓶中储存，每晚倒出适量液体，加温后蘸汁洗脸。

此外，书中记有采集紫茉莉成熟种子若干，取出白色粉芯，研成粉末，晒干后使用，在现代人看来就相当于散粉了，磨得够细腻才能"容易均净，且能润泽"，并且气味清香，闻起来恬淡雅致，有除色斑、使面部光洁白皙之功效。

168. 吸光食物有哪些

常见吸光性食物有灰菜、紫云英、雪菜、莴苣、茴香、苋菜、荠菜、芹菜、萝卜叶、菠菜、荞麦、香菜、木耳、红花草、油菜、芥菜、无花果、柑橘、柠檬、杜果、菠萝等。除此之外，还包括螺类、虾类、蟹类、蚌类等，同样含有光敏物质，也需留意。

第六章　黄褐斑的生活调理
——答疑解惑话养生

169. 皮肤护理三步骤，四季防晒不能休

正确的皮肤护理对于保持肌肤的健康靓丽是必不可少的。其实，方法是很简单的，清洁、保湿、防晒这三件事是一切皮肤护理的基础，三者相辅相成，缺一不可。

首先，做好清洁是皮肤护理的第一步，正确的洁面可以去除面部过多的油脂、外界环境因素在面部积累的灰尘以及残留在面部的化妆品，这些可以破坏皮肤的天然屏障，做好清洁工作可以除去这些不良的因素对皮肤的损伤，还有助于之后护肤品的吸收。但清洁时特别要注意温和不刺激，根据不同肤质选择适合的清洁产品，洁面时水温以温或偏凉较为合适，长期热水清洁面部反而会导致皮肤的屏障受损，弊大于利。

其次，保湿是皮肤护理的第二步，也是非常关键的环节。皮肤保湿做得好，皮肤就会平滑柔软，光泽而有质感。保湿对于干性或油性皮肤同样重要，我们要明白，控油与补水并不矛盾，修复被破坏的皮肤屏障是关键。

最后，重中之重在于防晒。紫外线对皮肤造成的损害，会导致多种皮肤问题，如色斑、皱纹、老化、红血丝等，日光照射让我们的肌肤一步步走向衰老，而且无论是炎热的夏季还是

天气转凉后的秋冬季节，紫外线是一直存在的，因此四季防晒工作不能懈怠。

170. 护理观念很重要，及早学习基础牢

想要拥有美丽的肌肤，一定要从年轻时就养成正确的皮肤养护观念和护理方法，那就是皮肤的护理应重在预防，不要等到长斑了、有皱纹了才想到去护理。我们要知道，皮肤的受损是在不经意间逐步形成的，长久以来积累的不良的习惯导致皮肤不堪重负，色斑、皱纹、红血丝等问题逐渐显现在皮肤表面，因此要尽早掌握一些正确的皮肤养护的理念和方法，为今后的皮肤保养打下基础。

所谓"及早"，到底指从什么时候开始做皮肤护理呢？我们建议要"从娃娃抓起"，孩子的肌肤都比较娇嫩，更容易受到外界不良环境因素的刺激，如婴儿期的湿疹、青少年时期的青春痘、中青年的黄褐斑等肌肤问题，除了机体内环境的紊乱、脏腑功能失调的内在因素外，外界刺激也是导致疾病反复和加重的因素，因此要掌握并学习正确的皮肤护理的理念、方法，对于缓解病情、延缓复发有重要作用。

171. 清洁保湿不能少，选护肤品有玄妙

我们知道，清洁、保湿是皮肤护理必不可少的步骤，那么如何选择适宜的清洁、保湿产品呢？

清洁皮肤要适度，好的洁面产品，洗完脸后皮肤水滑柔软，没有紧绷的感觉，如果洗完脸后总觉得皮肤干燥紧绷，甚至有轻微刺痒的感觉，那就表明你的清洁可能过度了，或者选用的洁面产品不太合适。我们的皮肤表面呈弱酸性，因此不能使用强碱性的清洁产品，这样会损伤皮肤的保护膜，特别是干性和敏感性皮肤的人，并不需要每次洗脸都使用洁面产品，如果没

有使用特殊的化妆品时，仅用清水洁面也是可以的。对于某些具有磨砂去角质作用的清洁产品，不宜频繁使用，要根据自己的肤质来选择，对于油性皮肤，十天半月使用一次即可，而对于干性和敏感性的皮肤则应避免使用磨砂类清洁用品。

保湿作为皮肤护理的关键环节，对于保护和修复皮肤屏障功能至关重要。具有保湿功效的护肤品种类繁多，如何选择适合的产品，简单的方法就是根据皮肤的感觉来判断。适宜的保湿产品可以提供长时间的保湿效果，使皮肤感觉滋润、柔滑、有弹性，质地宜清爽不油腻，在保湿的同时要注意产品的锁水能力，才能使肌肤得到长久的保湿效果。

172. 把好防晒最后关，合理防护是关键

过强的紫外线照射可以造成皮肤损害，这是皮肤衰老的直接原因之一。皮肤表面出现的色斑、皱纹、红血丝的表现以及潮红、瘙痒等过敏反应，都与紫外线照射有一定的关系。因此要特别注意防晒，不采取避光防晒的措施而长时间暴露在室外过强的紫外线照射下，是极不明智的。

那如何选择防晒护肤品呢？我们要简单了解的概念是"防晒系数"，也就是在防晒护肤品上标注的 SPF 和 PA 值。SPF 是针对 UVB（中波紫外线）的防护系数，在没有防护的情况下暴露于日光下，皮肤会被晒红，严重者会导致晒伤，这种伤害主要是由 UVB 引起。而 UVA（长波紫外线）可以导致皮肤老化，出现色斑和皱纹，因此对 UVA 的防护也是同样重要的。防晒系数并不是越高越好，要根据皮肤的质地、使用的环境不同而选用适当的防晒产品。正确使用防晒霜比单纯关注系数的高低更为重要，如在室外较强紫外线的环境下，应每 2～3 小时涂抹一次防晒霜，因为无论你涂了多高系数的防晒霜，经过

一段时间后，它的防晒作用都是逐渐减弱的，所以要重复涂抹，特别是在运动后大量出汗或游泳等情况下。

173. 色斑密布不用愁，自制面膜效果好

无论是脏腑功能紊乱、内分泌失调等导致的黄褐斑，还是皮肤老化所形成的色素斑点，都需要经过一段时间的调理才能使色斑淡化最终消失。除了必要的内在因素的整体调理外，使用一些自制的祛斑养颜的面膜也不失为一种简便易行的好方法。如蜂蜜、牛奶是我们日常生活中经常食用的，外用可以润泽肌肤、美白祛斑，可以作为调剂使用。祛斑美白多以药物研磨成粉后使用，如白茯苓、珍珠粉、白芷、杏仁等，研细粉后调敷在色斑处，可以起到淡化色素、美白修容、亮泽肌肤的作用。但在自制面膜时，要特别注意应该先在局部皮肤小面积试用，这样可以尽可能避免发生某些不良反应，如皮肤过敏等。

174. 时时按摩效更佳，气血流通色斑消

由于各种内外因素的影响，我们的皮肤会逐渐出现大小不一的斑点、斑片，发生暗沉，失去光泽，细小的皱纹慢慢显现出来，这些都是皮肤老化的表现。自然老化以及日晒导致的皮肤老化，是伴随着岁月的变迁，在我们的皮肤上留下的逐渐清晰的痕迹。那么，除了应用药物治疗、运动健身、注重皮肤护理等方式外，采用按摩的方法来祛除色斑、调理肤色也是一种安全有效、简便易行的方法。

按摩的方式有全身按摩和局部按摩，都可以起到疏通经络、调理气血的美容健身功效，对于面部的黄褐斑或色素不均等局部色素增加性疾病，局部按摩更为直接而有针对性。面部的按摩，可以将双手中指与无名指并拢，面部两侧同时进行，重点按压迎香、颊车、睛明、四白、颧髎、太阳等穴位，然后着重

按摩和叩打色斑部位，一般局部有微微红热的感觉即可。每日可按摩 2～3 次，每次时间不宜过长，要根据皮肤的质地和耐受程度来确定按摩的力度和时间。局部按摩可以调整面部皮肤的血液循环，使气血通顺，暗沉色斑等情况得以改善。

175. 适量运动是良方，焕发光彩容貌好

运动可以预防多种疾病的发生，强健我们的身体。学习并掌握正确的运动健身方式，并辅助药物治疗，可以对防治疾病起到积极的作用。对于不同的疾病，我们采取的运动形式有所不同，剧烈的运动对于体质偏弱、年龄偏大者并不适用，有时会出现适得其反的效果。面部黄褐斑、色素不均等情况在女性中更为常见，因此女性可以根据个人的喜好，选择慢跑、游泳、瑜伽、简单的球类运动等运动，强度不宜过大。某些平时体质较弱者和处于月经期间的女性，可以选择散步、打太极拳的方式，以疏通气血经络、避免瘀滞不通为目的，牢记"适量为度，过犹不及"，使气血通顺，精神焕发，从而呈现美好的容貌。

176. 果蔬外用助斑除，选择不当毁皮肤

黄褐斑的典型表现是面部出现淡黄、淡褐、深褐或青黑色的斑片，皮肤看上去有蒙上一层灰尘的感觉，皮肤干燥、晦暗、没有光泽。出现了这些表现，我们除了到正规的医疗机构进行整体治疗外，还可以选用一些日常生活中常见的果蔬来进行简单的治疗。经过简单的加工，可以把合适的果蔬切片、榨汁、研磨处理，贴敷在色斑的部位，起到淡化色素、美白养颜的作用。

西红柿、黄瓜、柠檬都是常用的果蔬原料，所含的维生素 C 可以抑制黑色素生成、淡化色斑。如将西红柿榨汁，加水稀释后外涂或浸透面膜纸贴敷局部色斑的部位；黄瓜和柠檬都可以切片或榨汁外用，可以起到淡化色斑的作用。但是，在应用

这些果蔬祛除色斑的同时，要特别注意可能产生的不良反应，使用不当很容易损伤皮肤，导致过敏反应发生。因此在应用时，可以将所榨的新鲜汁液加上生理盐水或蒸馏水适量稀释后使用，以避免皮肤刺激。榨汁或切片都应该现用现做，不能放置时间过久，外用的时间不宜过长，以不超过15分钟为宜。此外，在使用任何一种果蔬之前，都应该局部试验性应用，没有不良反应发生才可以扩大涂抹或贴敷的范围。一旦出现皮肤红痒、灼热等不适感觉，应即刻停止使用，并用清水清洁皮肤，去除残留的汁液。清洁时水温以偏凉较为合适，过热的温度会导致血管扩张，血流加速，加重皮肤红肿热痒的感觉。此时，也不宜使用清洁产品和滥用药品，情况比较严重者，应到医疗机构进行规范治疗。

177. 男女老幼各不同，因人调理方显功

在面部皮肤疾病的治疗以及选择护肤品的时候，我们常常会提到皮肤的类型。皮肤的类型是从不同的角度来划分的，如根据种族、对日晒的反应来区分。一般来说，我们最常提到的分类方法是根据不同部位皮肤油脂分布情况和表皮含水量来进行划分的，即大家所熟知的干性皮肤、中性皮肤、油性皮肤、混合性皮肤，此外还有一类敏感性皮肤也是临床经常遇到的。

皮肤的类型和质地在不同性别、不同年龄的人群中表现也是不同的，如男性皮肤的角质层一般比女性和幼儿的皮肤角质层厚，年老者皮肤逐渐呈现老化的表现，皮肤含水量明显低于青壮年和儿童。由于存在这种差异，在皮肤病的治疗方面也需要将这些因素考虑周到，从而达到最佳的治疗效果。皮肤的日常护理也要遵循这一规律，根据性别、年龄的不同，以及皮肤质地的差异选择不同类型的护肤品，发挥其保湿、锁水、修复、

抗衰老的功效。

178. 抑郁忧思愁苦多，心情舒畅更重要

很多皮肤病的发生、加重都跟精神情绪因素有直接的关系。中医常提到的"七情"，即喜、怒、忧、思、悲、恐、惊。七情损伤，就是七种情志的过度与不及。从七情与脏腑的关系来讲，喜伤心，怒伤肝，忧思伤脾，悲伤肺，惊恐伤肾。如大喜则使心气涣散，大怒则影响肝脏的疏泄功能，造成气机紊乱等等。对于患有黄褐斑的病人，常常涉及到肝、脾、肾的功能失调，导致身体内部环境的紊乱，脏腑功能失于调和，从而发生疾病。情志因素可以直接影响脏腑的机能，心情不畅、抑郁忧愁、思虑过度会导致气机壅滞，气滞则血瘀，瘀血内阻则面色晦暗、粗糙干燥、没有光泽，产生一系列的不适症状，如头晕耳鸣、胸闷、睡眠不安等，时间一长就会形成恶性循环。因此，保持健康的生活方式，养成良好的心态是有积极意义的。

179. 固护脾胃需记牢，脾虚气弱血不调

中医讲脾胃为气血生化之源，是"后天之本"。意思就是人体的正常生命活动都依赖于脾胃的正常生理功能，脾胃可以把饮食物（水谷）化为精微，输送到全身，对脏腑、四肢、筋骨皮毛等部位起到滋养的作用，并能够统摄血液，所以说脾是气血生化之源。

脾胃功能正常，气血充足，我们的皮肤就会红润有光泽。很多不良的生活习惯会造成脾胃受伤，以下几个方面我们要特别注意：①饮食不节制：如暴饮暴食、饥饱无常、过多食用甜食油炸食品、常食冷饮等；②不良情绪：过喜、暴怒、忧郁、容易悲伤等情志因素，都会造成人体"气"的紊乱，也就是中医所说的气机失调，气虚气滞都可以导致血的不足或瘀滞；③

不健康的生活方式：如熬夜、长期无节制的吸烟饮酒等。这些都会造成脾胃损伤，功能失调，脾虚则气血不足，皮肤就会有晦暗无光泽、形成色斑、皮肤粗糙的表现，长期的失调状态下，还会导致脱发、女性月经紊乱等。

因此，注意对脾胃的保护是非常重要的。要避免刺激性食物、冷饮、甜食和油炸食品，生活要规律，保持积极的心态。总之，健康的生活方式可以强壮身体，使我们远离色斑的困扰。

180. 长对电脑不太好，适时走动洗洗脸

随着社会的发展，台式电脑、笔记本、手机等应用设备充斥了现代人的生活，无论是工作还是日常生活，年长或年幼者，都是长时间在使用它们。那么，长期使用电脑对我们的皮肤有什么影响？应该如何避免它所带来的负面作用呢？

电脑带给人们生活便利的同时，产生的电磁辐射给我们带来了无形的伤害。电磁辐射的来源主要包括 CRT 显示器、机箱、键盘以及音箱等。长期、过量的电磁辐射会对人体生殖系统、神经系统和免疫系统造成直接的伤害。虽然显示器正面的电磁辐射是比较弱的，但是对于我们面部皮肤和其他暴露在外的肌肤来说，损害还是不容忽视的。

电脑显示器表面存在着大量的静电，其集聚的灰尘可能转射到面部和手部的皮肤裸露处，时间久了，易发斑疹，色素沉着，细纹滋生，面部皮肤干燥、脱皮和面色暗黄，严重者甚至引起皮肤病变等。所以，当使用一段时间的电脑后，如 1～2 个小时，需要暂时离开一下，有条件的话还可以用清水洗洗脸。在使用电脑前最好涂上防晒隔离的护肤品，工作结束后彻底洁面，并根据自身的肤质选择合适的护肤品。

在饮食方面，由于电磁辐射会导致蛋白质分解代谢增加，

合成代谢障碍等，因此应尽量选择优质蛋白质、果糖、维生素A及叶酸含量丰富的食物，如肝、瘦肉、鱼、蛋、大豆、卷心菜、马铃薯、甜菜、菠菜、西红柿、洋葱等，它们对电磁辐射均有较好的保护作用。新鲜果汁如橙汁以及枸杞汁、胡萝卜汁、牛奶、蜂蜜水、银耳羹等也不错。我们还可以通过在电脑的周边放上仙人掌，平时适量饮绿茶，注意显示屏不宜过亮，室内多通风等措施来减轻电磁辐射带来的不利影响。

181. 防微杜渐很关键，饮食劳逸方方面

面部色斑、黄褐斑的产生是逐渐形成的，与我们的不良生活习惯、不健康的饮食、各种负面情绪、精神紧张压力大都有直接的关系，多种因素导致了机体内部环境的紊乱失调，在中医来讲，就是"阴阳失衡"，影响到肝、脾、肾以及气血经络，最终反映到皮肤上，形成"问题肌肤"。"问题肌肤"的表现是多样的，包括：①皮肤干燥有细纹；②肤色变暗无光泽；③出现斑片和斑点；④眼周有细纹，黑眼圈加重；⑤毛孔粗大，皮肤粗糙；⑥皮肤松弛，眼袋形成等。因此预防更为重要，这也体现了中医"治未病"的理念，即在未患病或还没有造成严重的后果之前，把病邪消除在萌芽阶段。

在饮食方面，要多食用一些含有维生素C和维生素E的蔬果，如柠檬、西红柿、大枣、猕猴桃等，可以抑制黑色素的生成，减淡色斑。同时要避免过量食用辛辣、油炸、甜食等。在日常生活方面，作息时间要规律，最好在晚上11点前睡觉，因为夜间是我们体内器官修复的时间，所以要保证良好的睡眠，不能熬夜是首要的任务。人的精神情绪对脏腑功能也是有着至关重要的影响，脏腑功能的失调直接影响到气血的正常运行，从而导致皮肤的老化、色斑的形成。时常保持平和的心境，以积

极的心态面对可能发生的逆境，努力提高自身的修养。另外，我们还要注意劳逸结合，在工作学习时，认真地投入到工作学习当中，提高效率，取得最佳的成果；在闲暇的时候，彻底的放松休息，从事自己喜欢的休闲娱乐活动。这样才能身心健康，使"问题肌肤"远离我们。

182. 久坐久卧养生忌，阴阳平和遗患消

人们经常用"五劳七伤"来形容人的体弱多病。中医养生也很重视"五劳七伤"。中医经典《素问》中提道："久视伤血，久卧伤气，久坐伤肉，久立伤骨，久行伤筋，是谓五劳所伤。"七伤即大饱伤脾，大怒气逆伤肝，强力举重久坐湿地伤肾，形寒饮冷伤肺，形劳意损伤神，风雨寒暑伤形，恐惧不节伤志。简单来讲，运动、饮食、情绪、环境都会导致疾病的发生。比如长时间看电脑或书本，没有适时的休息，会影响我们的视力，中医讲"肝开窍于目"，那么久视影响到肝脏的生理功能，即肝的藏血、疏泄功能，那么就会出现"久视伤血"。久卧则气血不流通，导致气滞气郁，久之影响脏腑功能也能形成气虚。

视、卧、坐、立、行是人们日常生活中最普通的活动，这些活动对人的影响也最大，互相之间也可以相互影响，互为协调。人体脏腑功能失调，气血不畅，经络阻滞，就会打破体内的阴阳平衡，从而产生各种病理变化，及时消除这些隐患就可以尽可能避免疾病的发生。

第七章　临床验案解析

183.肝郁气滞证验案

（1）李某，女，45岁。双颊淡褐色斑片一年余，同时特别烦躁爱生气，胸胁处有憋胀感，月经不规律，经前斑色加深、乳房胀痛。舌红，舌苔薄白，脉弦滑。当时她与爱人感情不和，两个人闹离婚，天天吵架生气，渐渐地脸上的色斑逐渐多了起来，人也变得情绪化，经常发脾气，口苦，月经也不规律了，来月经时乳房胀痛得厉害，色斑加重。现在生活逐渐恢复正常了，想来看一看。我跟她讲，生气会导致肝郁，肝郁而气滞，气滞而血瘀，瘀血阻于面部而成色斑。我给她开了一些疏肝解郁，调理气血的药，并且建议她要条畅情绪，不能总生气，可以多出去旅游，培养一些兴趣爱好等。

处方：柴胡15克，白芍10克，炒白术10克，茯苓15克，薄荷6克，当归10克，川芎10克，香附6克，青皮6克，炙甘草6克。7剂，水煎口服，每日2次。

方义：柴胡疏肝解郁；当归、川芎养血和血；白芍养血柔肝；炒白术、炙甘草、茯苓健脾益气；青皮、香附、薄荷疏肝行气。全方疏肝行气，活血消斑。

患者服药三个月，色斑明显变淡，心情也好了很多。后来一直服用中成药逍遥丸巩固治疗。

（2）彭某，女，40岁。双颊褐色斑片多年，脾气大，时常口苦，胸胁胀满不适，痛经，经行乳房胀痛。舌红，舌白，脉弦。这个病人是个外企的小领导，官不大，脾气不小，加之工作压力大，动不动就发脾气，天天拿下属开刀，是典型的"急脾气""母大虫"。她告诉我，她脸上起斑好几年了，自打上班以后就开始，自己感觉凡是工作压力大，脾气大时，色斑就好像逐渐加深。而且口苦明显，胸胁胀满不适，常有痛经和经行乳房胀痛。我跟她讲，黄褐斑跟她长期发脾气、生气有很大关系。长期生气会使气滞，也就是气不流动了；气不动了，血也就不动了，瘀积在面部就成了黄褐斑。我跟她说，先要调整好情绪，别老生气，可以适度锻炼一下缓解压力。我再给她开一些疏肝解郁，调理气血的药，色斑逐渐会有改善。

处方：柴胡15克，白芍20克，川芎10克，丹参30克，薄荷6克，当归10克，香附6克，郁金10克，茯苓15克，炒栀子10克，玫瑰花10克，炙甘草6克。7剂，水煎口服，每日2次。

方义：方中柴胡、香附、郁金、薄荷疏肝行气解郁；当归、川芎养血和血；白芍养血柔肝；炒白术、炙甘草、茯苓健脾益气；炒栀子清肝郁之热；玫瑰花疏肝祛斑。全方疏肝行气，活血消斑。

患者服药三个月，色斑明显变淡，现服用中成药逍遥丸巩固治疗。

184.脾虚湿蕴证验案

（1）赵某，女，40岁。双颊、鼻部淡褐色斑片一年余，脸色萎黄，疲乏无力，食后腹胀，时有腹泻，月经量少色淡，白带偏多，舌淡胖，边有齿痕，脉细弱。此患者微胖，刚一进门，我就看见她脸上长了色斑，而且脸色不好，有些萎黄。所谓萎黄就是那种没有光彩的黄色，一般这是脾虚体质的表现。她是某跨国公司的高管，年龄不大，但事业有成，但平时工作十分劳累，经常熬夜，三餐亦不规律，经常不正经吃饭。一年多来渐渐地脸上开始起色斑，最近几个月工作紧张，色斑明显加重，而且脸色也差，人也没精神，整天昏昏欲睡，吃饭也没食欲，稍微多吃一点就腹胀，经常拉肚子。我对她说，她本身就有些胖，中医讲"肥人多痰湿"，本身就是脾虚的体质，加之长期的思虑劳作、不正常的饮食和休息，导致脾虚进一步加重。中医认为脾是主管消化和吸收的器官，脾的功能好，就能产生营养，脾的功能不好就不仅营养差，还会产生垃圾，也就是湿邪。营养差就会没精神、脸色差、月经量少；垃圾堆积在脸上就会出现色斑。而且湿邪多了还会导致大便不成形，白带增多。她听我这么一说，若有其事地点了点头。我说，我可以给你开点汤药调理一下，主要是健脾利湿为主，但你自己也要从工作、生活起居上面自己调整，否则很难达到治疗效果。要劳逸结合，保证充足的睡眠，规律饮食，少吃凉的、甜的，可以适度吃些富含维生素 C 的水果，如猕猴桃、橘子、柚子等。

处方：党参 10 克，茯苓 15 克，砂仁 5 克，炒薏米 20 克，莲子肉 10 克，桔梗 6 克，炒扁豆 10 克，炒白术 10 克，山药 15 克，炙甘草 6 克，泽兰 10 克。7 剂，水煎口服，每天 2 次。

方义：党参、白术、炙甘草补脾气；茯苓利脾湿；山药滋脾阴；薏苡仁、扁豆补脾气，通调水道，祛湿，莲子补脾养心；砂仁温中化湿；桔梗载药上行，开肺气；泽兰活血祛瘀。全方有健脾利湿之功效。

此方服用一月，色斑减轻，面色，精神状态也有所好转，后改服中成药参苓白术丸巩固治疗，色斑逐渐消退。

（2）李某，女，35岁。双颊淡褐色斑片半年，同时面色萎黄，无力，没有食欲，月经量少色淡，舌淡胖，边有齿痕，脉细。她是一名班主任，前段时间很忙碌，整天没日没夜地工作，睡觉、吃饭都不规律，脸上的色斑也越来越多，而且人的状态、气色也越来越差，吃饭也没胃口，月经量也越来越少。我对她说，她的黄褐斑是由于长期劳累，考虑的事情太多，加之饮食休息不佳导致脾虚湿蕴所造成。脾虚，也就是脾的消化吸收功能不行了，不仅不能产生营养，还会产生垃圾，也就是湿邪。所以就会出现没精神、脸色差、月经量少，及脸上出现色斑等。我开的药以健脾利湿为主，同时嘱咐她注意休息，劳逸结合。

处方：党参10克，茯苓30克，陈皮6克，炒薏米20克，莲子肉10克，桔梗6克，炒扁豆10克，炒白术10克，山药15克，炙甘草6克，砂仁5克，玫瑰花10克。7剂，水煎口服，每天2次。

方义：党参、白术、炙甘草补脾气；茯苓利脾湿；山药滋脾阴；薏苡仁、扁豆补脾气，通调水道，祛湿；莲子补脾养心；陈皮、砂仁行气化湿；桔梗载药上行，开肺气；玫瑰花行气活血祛瘀。全方有健脾利湿之功效。

此方服用一月余，加之患者工作压力减轻，饮食、休息得当，色斑减轻，面色，精神状态也有所好转，改服中成药参苓白术丸巩固治疗。

185. 肾阴亏虚证验案

（1）孙某，女，50岁。面部淡褐色斑片一年余，斑色暗黄，处于更年期，精神差，月经不规律，有时半年一次，时有头晕耳鸣，腰膝酸软，盗汗明显，手足心热。更年期长斑，多半与肾阴亏虚有关，也就是老百姓常说的"肾虚"。这是因为更年期时，体内的激素水平急剧下降，肝肾阴虚明显，以至于虚火上炎，灼伤脉络，血溢脉外而成瘀斑，我给她开了些滋养肝肾的药物。

处方：熟地10克，枸杞10克，当归10克，杜仲10克，川芎10克，菟丝子10克，桑寄生10克，续断10克，赤芍10克，郁金10克，黄芩10克，炙甘草6克。7剂，水煎口服，每天2次。

方义：方中熟地、枸杞、杜仲、菟丝子、桑寄生、续断补肾阴；当归、川芎、赤芍养肝血；郁金疏肝解郁；黄芩清热；甘草调和诸药。

患者服药3个月后，色斑明显减轻，精神状态明显改善，目前服用中成药左归丸巩固治疗。

（2）张某，女，35岁。面部起褐色斑片半年，同时伴有形体消瘦，斑色暗黄，月经量少，时有头晕耳鸣，口渴盗汗，手足心热等症状。她一年多前得了肺结核，经过正规抗结核治疗一年后治愈，但仍时有头晕耳鸣，口渴盗汗，手足心热等症状，而且脸上也开始长色斑，愈来愈多。她本来就瘦小，中医讲"瘦人多阴虚"，又得了结核病，出现头晕耳鸣，口渴盗汗，手足心热等症状，是个典型的肾阴虚体质，就像红楼梦里的林黛玉似的。肾阴虚导致虚火上炎，灼伤脉络，血溢脉外而成瘀斑。我对她讲，抗结核治疗虽然结束了，但还应该针对目前的症状和色斑进行调理，我给她开了些补肾清火的药物。

处方：盐知母10克，盐黄柏10克，熟地10克，枸杞10克，当归10克，杜仲10克，川芎10克，菟丝子10克，桑寄生10克，续断10克。7剂，水煎口服，每天2次。

方义：盐知母、盐黄柏清虚热；熟地、枸杞、杜仲、菟丝子、桑寄生、续断补肾阴；当归、川芎、赤芍养肝血。

患者服药 3 个月后，色斑减轻，精神状态改善，目前服用中成药大补阴丸、知柏地黄丸、左归丸等巩固治疗。

186. 冲任失调证验案

（1）李某，女，21 岁。面部淡褐色斑片一年，以双颧部为主，月经不规则，量大，时有血块，痛经明显，时有头晕心悸，失眠健忘，舌淡、暗、苔薄白，脉弦细。她对我说，她一直月经不好，经常不规律，量大血块多，痛经也挺明显的，一着凉或吃冷饮就更厉害，时间久了，头脑也不清醒了，时有头晕心悸，失眠健忘。黄褐斑和月经问题关系很大，由于经常贪凉饮冷，导致月经不规则，痛经血块明显，中医叫冲任失调，而冲脉与阳明经脉关系密切，阳明经脉上行于面部，故月经失调，脸上就易长斑。我给她开了些调理冲任的汤药。

处方： 白术 10 克，当归 10 克，茯苓 15 克，炙黄芪 10 克，龙眼肉 10 克，远志 10 克，炒枣仁 15 克，党参 6 克，木香 3 克，炙甘草 6 克，生姜 10 克，大枣 10 克。7 剂，水煎口服，每日 2 次。

方义： 党参、黄芪、白术、甘草温补气健脾；当归、龙眼肉补血养心；酸枣仁、茯苓、远志宁心安神；木香理气醒脾，以防补益气血药腻滞碍胃。

经治疗 3 个月，患者色斑及月经情况明显好转，目前改服中成药人参归脾丸巩固治疗。

（2）张某，女，26 岁。面部起淡褐色斑片一年，双颧部散见淡褐色斑片，平时月经量大，时有痛经，面色萎黄，时有头晕心悸，易失眠健忘，舌淡、苔薄白，脉细。她平时工作非常忙，经常加班，月经也一直不好，量很大，经常痛经，现在精神状态、面色都很差，还常常头晕心悸，失眠健忘，不仅如此，脸上还开始长色斑，这是苦恼极了。我对她说，月经不正常，中医叫冲任失调，而冲脉与阳明经脉关系密切，阳明经脉上行于面部，故月经失调，脸上就易长斑。我给她开了些调理冲任的汤药。

处方：炙黄芪15克，茯苓15克，白术10克，当归10克，龙眼肉10克，远志10克，炒枣仁15克，党参10克，夜交藤15克，玫瑰花10克，木香3克，炙甘草6克。7剂，水煎口服，每日2次。

方义：党参、黄芪、白术、甘草温补气健脾；当归、龙眼肉补血养心，酸枣仁、茯苓、远志宁心安神；夜交藤助眠；玫瑰花疏肝行气消斑；木香理气醒脾，以防补益药腻滞碍胃。

经治疗3个月，患者色斑及月经情况好转，改服中成药人参归脾丸继续治疗。

187. 气滞血瘀证验案

（1）徐某，女，25岁。面部淡褐色斑片半年，呈黑褐色，以颧部、额部、上唇为主，时有肢体麻木、手足发凉，月经血块多。舌质紫，有瘀斑、瘀点，脉沉涩。她告诉我她半年前意外怀孕，做了人工流产后就逐渐起色斑，而且月经一直恢复得不好，血块多，痛经比较明显，有时还有肢体麻木、手足也发凉，所以想来看看。我对她说，黄褐斑和妇科问题关系很大，估计是人流后子宫受伤，瘀血阻滞造成的。瘀血阻滞于面部所以出现色斑，阻滞于经络所以出现手足发凉，肢体麻木，阻滞胞宫所以经常痛经，血块多。我给她开了些活血化瘀的汤药。

处方：桃仁10克，红花10克，赤芍10克，川芎10克，皂角刺10克，柴胡15克，郁金10克，香附6克，白芷6克，地龙10克，当归10克，炙甘草6克。7剂，水煎口服，每天2次。

方义：桃仁、红花、赤芍、当归、川芎养血活血；柴胡、郁金、香附疏肝行气解郁；皂角刺、地龙、白芷通经活络；炙甘草调和诸药。

经过治疗患者目前色斑明显减轻，改服少腹逐瘀颗粒和血府逐瘀颗粒巩固治疗。

（2）高某，女，40岁。面部暗褐色斑片一年，同时月经量大、血块多，时有胸胁刺痛。舌质紫暗，脉沉涩。这位患者是某公司主管投诉方面的小领导，平时主要负责接待客户投诉，经常接触各型各色的人，时不时就被客户痛骂一顿，很压抑，负能量较多。渐渐地脸上开始长色斑，同时月经量大、血块多，时有胸胁刺痛。患者长期抑郁不畅，以致气滞血瘀，所以出现月经少，胸胁刺痛等；瘀血遗留面部而成色斑。我给她开了些活血化瘀的汤药。

处方：桃仁10克，红花10克，赤芍10克，川芎10克，柴胡15克，郁金10克，香附6克，白芷6克，当归10克，炙甘草6克。7剂，水煎口服，每天2次。

方义：桃仁、红花、赤芍、当归、川芎养血活血；柴胡、郁金、香附疏肝行气解郁；白芷通经活络；炙甘草调和诸药。

过治3个月，色斑见小。改服血府逐瘀颗粒巩固治疗。